T0239510

.

APOTHEEK "DE GROOTE GAPER"

en andere artikelen uit de winkel van de 19de eeuwse gezondheidszorg te Hoorn.

J. Steendijk-Kuypers

APOTHEEK "DE GROOTE GAPER"

en andere artikelen uit de winkel van de 19de eeuwse
gezondheidszorg te Hoorn.

De auteur is dank verschuldigd aan het Hippocrates Studiefonds.
De uitgave kwam tot stand met subsidie van de Stichting Historia Medicinae.

Omslag: tekening van Arien Winkel.

ISBN: 90–6203–835–2

INHOUD

Voorwoord

In de afgelopen jaren is de belangstelling voor de geschiedenis in het algemeen en die voor de gezondheidszorg in het bijzonder enorm gestegen.

Nu de tijden economisch gezien wat moeizamer gaan, kijkt men terug, om vooral vergelijkingen te maken. Men wil weten hoe het was, men is nieuwsgierig naar de wortels van tegenwoordig vanzelfsprekende instellingen.

Aldus verscheen er in het verleden het ene wetenschappelijk standaardwerk na het andere. Elk boek gaf een immense bron aan informatie. Maar hoe die feiten te gebruiken en, wat nog wel zo gewichtig is, hoe de gegevens juist in de tijd en context te plaatsen.

Daarvoor zijn goed geconstrueerde historische vertellingen nodig. Op het gebied van de medische geschiedenis verschenen in dat licht vele werken. Sommige uitgaven gericht op de medicus of op mensen met aanverwante bezigheden, andere van populairder aard, doch de négentiende eeuw werd nog nimmer op deze wijze benaderd.

In deze uitgave worden diverse facetten op historische feitelijke juiste wijze belicht en in een "gemakkelijk" leesbaar jasje gestoken. Daarin zit ook de kracht van het verhaal. Die bedoeling om zoveel mogelijk mensen te betrekken bij die wezenlijk zo belangrijke periode, waarin de grondslagen verankerd liggen van ons huidige sociaal-medische systeem.

Mw. Koos Steendijk belicht een twaalftal onderwerpen die voornamelijk gericht zijn op de stad Hoorn. Maar we weten allen wel dat het een beeld geeft van een cultuur zoals die zich in Nederland kon ontwikkelen. De verhoudingen tussen bevolkingsgroepen kwamen anders te liggen, de diverse genootschappen ten behoeve van de gezondheidszorg behelsden niet meer de beperkte wereld van patriciërs en kerkelijke overheid. Zoals nu in onze tijd, veranderde ook in de negentiende eeuw veel op het gebied van de sociale gezondheidszorg.

Voornamelijk de op Hoorn gerichte en derhalve zo tastbare onderdelen van dit boek, zorgen voor een betrokkenheid bij degene die het boek leest. Dat is een goede zaak, zo leeft een historie en zo wordt er meer begrip gekweekt.

In diverse musea kan men kennis maken met de aan ons overgeleverde voorwerpen, met de oude manuscripten, men krijgt een inzicht in de belangrijkste medische en natuurkundige ontwikkelingen. Maar wat is

dat zonder een verhaal waarin de sfeer leeft van die tijd.
U leest thans in een uniek boekje dat een tijdperk behandelt waarin het grote publiek meer en meer een bepalende rol is gaan spelen, en juist een breder publiek kan nu die feiten op een voelbare manier op zich laten inwerken.

Ariën Winkel,
conservator Stedelijk
Waagmuseum Enkhuizen.
mei, 1983.

Apotheek "De Groote Gaper".

De ontwikkelingen die het apothekersvak in de 19de eeuw doormaakte en de bemoeienis van de overheid met deze tak van de volksgezondheid, zijn van velerlei aard geweest. De reorganisatie en centralisatie van de gezondheidszorg ging omstreeks 1800 van start, maar het is zeker nuttig een indruk te geven van de wijze waarop de apotheker in de daaraan voorafgaande periode zijn beroep uitoefende.

In de tijd van het gildewezen en de vakbroederlijke genootschappen was het aantal apothekers in de meeste steden te klein om een eigen gilde te vormen. Om het een en ander in geordende banen te leiden, werd soms een toezichthoudend college ingesteld waarin enkele vooraanstaande geneesheren en apothekers zitting hadden.

In Enkhuizen werd naar het voorbeeld van het Collegium Medico-Pharmaceuticum te Alkmaar een dergelijk college opgericht[1],[2].

Wanneer een stad geen apothekersgilde kende, werden ze vaak opgenomen in een vakgenootschap dat, hetzij door handel in chemicaliën, hetzij door verkoop van oosterse handelswaar als koffie, tabak of kruiden in nauwe relatie tot hen stond. Zo kan men apothekers aantreffen bij het gilde van de neringdoende kruideniers.

Een veel voorkomende combinatie was die met het chirurgijnsgilde, hoewel de onderlinge verhouding niet altijd even duidelijk is. Het vak van apotheker was sterk aan steden gebonden, terwijl op het platteland de voorziening van geneesmiddelen in handen was van de chirurgijn of van de als zodanig bekendstaande kruidenverkoper.

Soms kwam het beroep in de naam van de apotheker tot uitdrukking. Namen als Vijselaar, Cruydener of l'Epice verwijzen naar het apothekersvak. Mogelijk gaf ook de Enkhuizer admiraliteitschirurgijn — omstreeks 1700 tevens chirurgijn van het Gasthuis en van 's Landshospitaal — Zacharias Lepis, Lepij of Lepie geheten, met zijn naam een relatie aan met dit beroep.

Deze Lepis was lid van het chirurgijnsgilde in Enkhuizen en hij schonk in 1672 aan de Chirurgijns Camer een "hartehooft met groote hoorens". Ook apothekers worden in verband met giften genoemd; apotheker Jan Schouten vereerde de Camer met "eenige variëtijten", waarbij we dan moeten denken aan spelingen van de natuur zoals albino's of misvormingen.

Deze gilden hebben in het algemeen door hun reglementering en contrôle

---

1. Keure ende Ordonnantie op het Collegium Pharmaceuticum binnen de Stadt Alkmaar. 1723.
2. Gildestukken van het chirurgijnsgilde te Enkhuizen. Gonnet, Inv. Enkhuizen, inv.nr 538 (S.A.W. Hoorn).

bijgedragen tot verbeterde vakopleidingen en tot eenheid in werkwijze van de artsenijmeng- en kruidkundigen in de grotere steden. Daarnaast vond het beroep bescherming in ordonnantiën die uitgingen van de stedelijke overheid. Nog bewaard gebleven gildebrieven en stadskeuren laten zien hoe men door deugdelijk werk de zo noodzakelijke afstand trachtte te scheppen ten aanzien van de in die tijd florerende kwakzalverij, die op marktpleinen tijdens jaarmarkten en kermissen werd bedreven. Men bedenke wel dat dit niettemin vaak gebeurde met speciale toestemming van het stadsbestuur en tegen betaling van penningen aan het gilde! Bij het genoemde Collegium Medico-Pharmaceuticum te Alkmaar was dit zelfs in het reglement vastgelegd. In Hoorn was het gebruikelijk dat kwakzalvers zich — nadat zij hun komst per strooi-biljet hadden aangekondigd — voor een korte periode in een van de vele etablissementen van het havenkwartier of rond de Roode Steen vestigden en zitting hielden.

Van Enkhuizen is over het weren van kwakzalvers en ter bescherming van de legale apothekers een keur bekend uit 1646 met de volgende inhoud:

"Alzoo dagelijcks binnen deser Stede, verscheyden mannen ende vrouwen hun beroemen en swetsen de gebreken der Menschen te willen cureren ende helpen, tot dieneynde oock stroyende ende aenplackende Biljetten, mitsgaders Urinalen uythangende, ende henluyden verre boven henluyden Professie vermetende, waerdoor veele goede inwoonderen deser Stede, door sulcke landtloopers bedrooghen, ja dikwils van levende lyve ter doodt gebracht worden, ende om daer inne te voorsien ende remediëren, hebben zijn E. Heeren Schout, Burgemeesteren ende Schepenen deser Stede geordonneert ende gestatueert dese navolgende ordonnantie.

Eerst, dat niemandt, 't zij Man ofte Vrouw, door hunselven ofte door andere binnen dese Stadt, sal vorderen eenige Biljetten ter fine voorsz. aen te plakken, of te stroyen noch oock eenige recepten te ordonneren, Kaerten, Brieven noch urinalen uyt te hangen, komen te besigtigen, ofte daaruyt yets te judiceren, tenzij deselve tot sulcks gepromoveert, ende bij deselve tot sulcks te doen toegelaten sal zijn op poene van seventien Guldens ten profijte van den Officier.

Sullen oock geene Quacksalvers ofte Landtloopers met geenderhande oly en salven, unguenten, kruyden ofte andere mogen voorstaan, dan met consent van de Heeren Burgemeesteren, ende dat op Week- ende Jaarmarkten, op poene van drie gulden".

Deze concurrentie door de kwakzalvers was in 1786 aanleiding tot het oprichten van het Enkhuizer Collegium Medico-Pharmaceuticum. In de "Ordonnantie en Reglement bevattende eene instillinge van een Collegium Medico-Pharmaceuticum"[3] staat aangegeven waarom het stadsbestuur hiertoe overging:

---

3. Ordonnantie en Regelmaat bevattende eene instillinge van een Collegium Medico-Pharmaceuticum. Enkhuizen, Gerrit Franx, 1786.

"Geïnformeerd zijnde hoe sommige onkundige Persoonen zig vermetende zig als kruydmengers uyt tegeven en Medicijnen uyt hunne huizen te verkoopen, door hunnen onbekwaamheid geringe Menschen of anderen die zig ligtveerdig aan sulke onkundige overgeven in 't uiterste gevaar storten".

In het college hadden de vier oudste doctoren en de vier oudste winkelhoudende apothekers van de stad zitting, terwijl het voorzitterschap in handen was van één der doctoren onder de titel van prelector. Het college was bevoegd de doctoren en apothekers samen te roepen wanneer belangrijke zaken besproken moesten worden. Zo werd in deze vergaderingen besloten, dat apothekers de simplicia — enkelvoudige of niet samengestelde stoffen — niet meer van zogenaamde "omloopers" — langs de deur ventende kruiden- en chemicaliënverkopers — mochten betrekken, maar deze via de officiële winkeldoende drogisten moesten aanschaffen. Ook het opleidingsstelsel van leerling tot apotheker werd in een twaalftal regels vastgelegd. Het is merkwaardig dat, in weerwil van de oprichtingsaanhef van het collegium, ook hier weer een artikel was opgenomen dat de kwakzalverij in stand hield:

"Geen Kwakzalvers of diergelijke zullen eenige medicamenten mogen veilen of verkopen, hetzij op Jaar- en Weekmarkten ofte op eenige andere tijden, zonder permissie van den Heer Officier of Heeren Burgemeesteren, op boete van twaalf gulden, d'eene helft voor den Heer Officier, en de wederhelft voor de Collegie".

Voor het verkrijgen van deze permissie moest uiteraard worden betaald; dit alles om het kwaad in goede banen te leiden en óók om de kas te vullen.

De bevoegde apothekers waren verplicht de geneesmiddelen te bereiden volgens voorschriften die vermeld stonden in het stedelijk voorschriftenboek, het zogenaamde "Dispensatorium" of wel de stadspharmacopoae. Dientengevolge hadden de apothekers in Enkhuizen zich te houden aan de voorschriften van het Dispensatorium Enchusana.

Het Collegium Medico-Pharmaceuticum heeft maar korte tijd de scepter gezwaaid. Het franse bewind was op komst en rond 1800 vonden er grote veranderingen plaats.

Tijdens de Bataafse Republiek werden eerst de gilden en collegia ondergeschikt gesteld aan de nieuw opgerichte Comité's van Algemeen Welzijn, om vervolgens in de loop van een korte periode in 1798 onder de vaan van Vrijheid, Gelijkheid en Broederschap te worden opgeheven. Alle geneeskundige voorzieningen werden ondergebracht bij het Departement van de Agent van Nationale Opvoeding. Hierdoor ontstond in het begin enige chaos zowel in de uitoefening als in de opleiding van het beroep van chirurgijn en apotheker. Men hield zich in principe nog wel aan de ordonnanties van voorheen, maar toch hadden de kwakzalvers als het ware weer een vrijbrief.

Het nieuwe bewind trachtte zo snel mogelijk te reorganiseren. De gilden van handwerkslieden gingen verder onder de naam van "corporatie"; de leden werden daartoe opnieuw geregistreerd en legden wederom een eed af, voornamelijk ten behoeve van het betalen van het beroepspatent, een nieuw ingevoerde vorm van belasting. Dit gebeurde ook in het vlak van de gezondheidszorg. Er had een inventarisatie plaats van geneeskunstbe-oefenaren, waartoe ook de vroedvrouw en de apotheker gerekend werden. Na het tonen van de examenbul en het betalen van de leges, werd men als bevoegd geneeskundige ingeschreven door de inmiddels ingestel-de Plaatselijke Commissie van Geneeskundige Toevoorzigt. Hoorn was één der eerste steden waar al in 1806 een dergelijke commissie werd geïnstalleerd bestaande uit de medicinae doctoren J. Dirxs, J. Jager en J.W. Repelius, de chirurgijns J. Snoek en J.W. Sparmakering en de apothekers P. van Hogen en B. van Beek. Ze had tot taak al de nieuwe besluiten ter plaatse voor te bereiden en de naleving van de verordeningen betreffende de gezondheidszorg te controleren en vervolgens haar bevin-dingen drie-maandelijks te rapporteren aan de eveneens nieuw ingestelde Departementale — later Provinciale — Commissie van Geneeskundig Onderzoek en Toevoorzigt.

Registratie van de hoornse apothekers bij de Plaatselijke Geneeskundige Commissie in 1807. Bij deze inschrijving moesten de geneeskunstbeoefenaren admissiegeld betalen ter-wijl men vervolgens jaarlijks contributie verschuldigd was. Deze inkomsten moesten aan-gewend worden om de geneeskunst te bevorderen en mochten – zo was dit nadrukkelijk in het reglement vermeld – geenzins gebruikt worden voor het houden van maaltijden. Hierin onderscheidde de Commissie zich heel duidelijk van het chirurgijnsgilde van voor-heen!

De verschillende voorschriftenboeken die .de apothekers uit de diverse steden gebruikten, werden vervangen door de algemene Pharmacopoae Batava, waarvan het gebruik in 1805 landelijk verplicht werd gesteld. Het centraliseren van de gezondheidszorg was van start gegaan; vele koninklijke besluiten die tot doel hadden hierin orde te scheppen, zouden volgen. Zo bijvoorbeeld de voorschriften over het bewaren en verhandelen van giftige en verdovende middelen, waarvan de registratie en het bewaren in een gesloten kast werden vereist. Dit gold vooral het giftige "rottekruid" en het sublimaat, stoffen die te pas in de landbouw en nijverheid, maar te onpas in de privé-sfeer werden toegepast. Zeer belangrijk voor de apothekers waren ook de bepalingen over de bevoegdheid tot verkoop van chemicaliën en geneesmiddelen. Met de opheffing van het gilde waren verscheidene beschermende ordonnanties niet meer van kracht en uit een uitvoerig rekest van de kooplieden in Hoorn van 1805 blijkt, dat de bevoegde neringdoende en belastingbetalende winkeliers — het beroepspatent! — tot armoede gebracht werden door de deurventende marskramers, handeldrijvende landlopers en — ten aanzien van de apotheker — de kwakzalvers en reizende kruidenverkopers. Het werd hoog tijd de handel in de vele wondermiddelen, alles genezende elixers en andere verkoop van middelen door onbevoegden een halt toe te roepen. Ook de verkoop van medicamenten in combinatie met welk gereglementeerd beroep dan ook, werd volgens de Publicatie van 1807 verboden[4]. Op grond daarvan kon men ondermeer optreden tegen de hoornse banketbakker Van Uven, die purgeerkoeken en slaapbollen verkocht en ze zelfs openlijk in de etalage had liggen. Nadat in de eerste plaats deze algemene zaken die direct betrekking hadden op de bereiding en verkoop van geneesmiddelen waren geregeld, werd de opleiding tot apotheker onder de loupe genomen, maar hierin zou pas met de oprichting van clinische scholen — 1824 — verandering komen.

In feite was er na 1800 aan de apothekersopleiding weinig veranderd; men hield gewoon het gildesysteem aan, waarbij de examens voortaan door de Provinciale Geneeskundige Commissie werden afgenomen. In de praktijk kwam het er op neer, dat de leerling op zeer jeugdige leeftijd, 11-16 jaar, bij de apotheker inwonend in dienst kwam. In plaats van ingeschreven te worden bij het gilde, moest zijn patroon hem nu tegen betaling van leges aanmelden bij de Plaatselijke Commissie. De leerling had tot taak de flessen en potten te spoelen, de instrumenten en de winkel met stook-

---

4. Publicatie van Zijne Majesteit de Koning van Holland houdende algemene Verordeningen, behorende tot de geneeskundige Staatsregeling van het Koninkrijk Holland. 3 april 1807, Den Haag, Koninklijke Staatsdrukkerij.

plaats — meestal op de buitenplaats gesitueerd — schoon te houden, alles op bederf te controleren, behulpzaam te zijn bij het bereiden van pleisters, pillen, poeders, zalven en dranken, te assisteren bij het gereedmaken van de ordonnanties van de doctoren en het bezorgen ervan. Verder diende hij kennis op te doen van chemicaliën en kruiden, de prijzen ervan te kennen en de stoffen in de Latijnse en Nederlandse taal te kunnen tabelleren. Meestal begon zijn dag met een ronde langs de doctoren voor het ophalen van de opdrachten om daarna de hier genoemde dagtaak zonder enige tegenspraak te vervullen. Deze leerperiode duurde vier jaar, daarna moest hij voldoen aan het vereiste in het "Plan en Regelmaat voor het examen tot apotheker", opgesteld in 1806. Hierin was vastgelegd dat de kandidaat, die ten minste 20 jaar moest zijn, de Latijnse taal moest beheersen teneinde de recepten te kunnen lezen, een grondige kennis moest hebben van de kruiden en van de enkelvoudige geneesmiddelen, de bereiding van de geneesmiddelen moest kunnen tonen en op het examen een keuze van enkelvoudige en samengestelde geneesmiddelen had te bereiden. Ook moest hij kennis tonen van scheikunde en chemicaliën. Van alle examens die in de geneeskundige sector bij de Provinciale Geneeskundige Commissie konden worden afgelegd — er waren wel 19 verschillende examenmogelijkheden — was het tarief voor de apotheker het hoogst, namelijk ƒ210,—. Voor het verplicht laten controleren van de examenbul door de commissie van de stad waar men zich vestigde, betaalde de apotheker in Hoorn ƒ6,—, een bedrag dat eveneens hoog was in vergelijking met de andere medische professies. In Enkhuizen vroeg het stedelijk bestuur ƒ25,— inschrijfgeld, waarbij nog ƒ10,— kwam ten behoeve van het Aalmoezeniers- en Nieuwe Armenweeshuis. Voor de drogisten werd na 1800 de bevoegdheid eveneens duidelijk omlijnd; zij waren wel verplicht zich te laten registreren, maar de winkelcontrôle die bij de apotheken verplicht was, werd bij de drogist slechts gedaan als de commissie meende dat daartoe aanleiding was. De verkoop van gerenommeerde elixers en middelen als Haarlemmerolie en Van der Veen's Levenselixer kon door patent worden verkregen. De aan de apotheker verwante beroepen zoals de chimist met de verkoop van chemicaliën en de herbarist met zijn handel in kruiden, werden niet meer als zodanig erkend.

Genoemde maatregelen brachten in 1815 de hoornse chimist Johannes Best in moeilijkheden. Hij hield aan het Kleine Noord een scheikundige winkel en leverde grondstoffen aan apothekers en doctoren. Aanvankelijk liet men hem daarmee rustig voortgaan, maar de Provinciale Geneeskundige Commissie wenste hierover te worden ingelicht. De Plaatselijke Commissie nam hem in bescherming en antwoordde dat deze

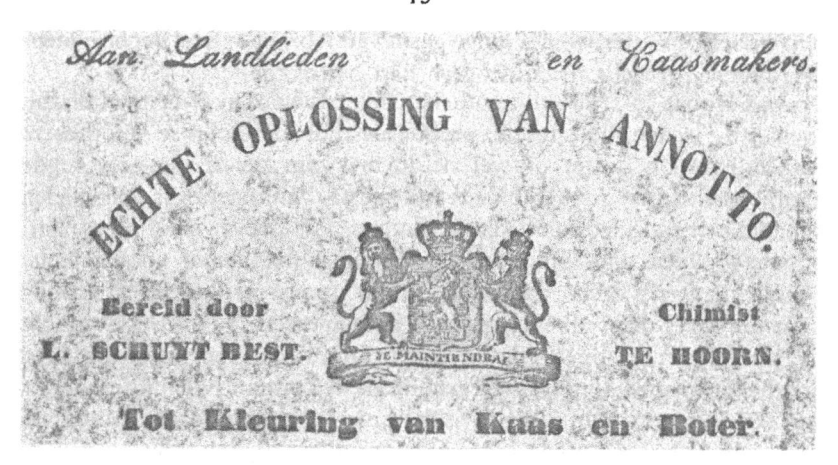

Bij onderzoekingen en leveranties ten behoeve van de voedingssector noemde apotheker Schuijt Best zich bij voorkeur Chimist.

Best tot ieders tevredenheid al vele jaren chemicaliën bereidde en deze aan chirurgijns, doctoren en apothekers leverde zonder zelf recepten gereed te maken. Men eiste echter stipte navolging van de wet en Best werd niet als apotheker in het register ingeschreven. Korte tijd later overlegde zijn zoon Abraham Best zijn op 23 juli 1819 te Haarlem behaalde apothekersdiploma. In de lijst van geneeskunstboefenaren, die tot wering van onbevoegden en kwakzalverij jaarlijks in het Provinciaal Blad werd gepubliceerd, werd nadien Abraham Best als apotheker vermeld (1820-1827), terwijl Johannes Best als drogist te boek stond. De Provinciale Commissie wenste toch het laatste woord aan zich te houden en zij schreef Best junior in als "apotheker, het beroep van chimist uitoefenende". Toch was hiermee de apotheek "De Groote Gaper" gevestigd.

In 1820 trouwde Abraham Best met Anna Schuit, afkomstig van Enkhuizen. Noemde hij zich in de huwelijksacte nog koopman — een gebruikelijke aanduiding voor het beroep van drogist —, bij de geboorte van hun zoon Johannes, gaf Best zijn beroep aan als apotheker. Abraham Best woonde toen op het Nieuwland. In 1822 werd de tweede zoon geboren, die de voornamen Laurens Schuit kreeg. Dit vernoemen naar de eigennaam van de moeder was in die tijd in bepaalde kringen heel gebruikelijk om tot een bepaalde stand — die van moederszijde — te geraken. Laurens zou later als apotheker Schuit Best zijn stempel drukken op de apotheek aan het Kleine Noord, waarheen het gezin spoedig verhuisde. Uit de volkstelling van 1830 kunnen we opmerken, dat de weduwe van de drogist Johannes Best het perceel van de apotheek is blijven bewonen, terwijl het jonge gezin van Abraham Best het belendende ruimere perceel van de drogerij had betrokken.

Zo was Hoorn in 1820 een apotheker rijker geworden. We staan hierbij even stil, gezien de situatie waarin destijds de hoornse apothekers verkeerden. De omzet of wel het debiet van de dertien gevestigde apothekers zag er in 1816 bij een inwonertal van omstreeks 7500 zielen bepaald niet rooskleurig uit. Twee van hen, J.W. Reyne en D. Bosselaar, ontwierpen een plan om voor de toekomst het aantal apotheken te beperken tot een zestal. Het ontwerp dat op een natuurlijke afvloeiing berustte, kreeg de goedkeuring van de burgemeester. Bij overlijden mocht de winkel slechts open blijven ten behoeve van een zoon die voor apotheker in opleiding was. De apotheek kwam dan tijdelijk in handen van een meesterknecht, die provisor werd genoemd en daartoe ook was geëxamineerd. Als tweede mogelijkheid tot het in standhouden van de apotheek gold het huwelijk van de weduwe met een apotheker en het lag voor de hand dat deze verbintenis vaak met een provisor werd aangegaan. In alle andere situaties moest de winkel gesloten worden en zou de omzet aan de resterende apothekers ten goede komen. Uiteraard werden er ook geen nieuwe "vrije" vestigingen toegestaan. De argumenten en motieven die in het rekest werden genoemd, lagen zowel in het persoonlijke vlak als op het gebied van de volksgezondheid. Om volgens de voorgeschreven Pharmacopoae Batava te kunnen werken, hadden de apothekers kostbare investeringen moeten doen, terwijl met een afnemend bevolkingstal — waarbij tegelijkertijd het aantal armlastigen toenam — de omzet verminderde. Bovendien brachten de tijdsomstandigheden met zich mee dat voor uitheemse kruiden en medicamenten zoals de kinabast, na opheffing van de V.O.C. hoge prijzen moesten worden betaald. Vervalsing en bedrog — volgens de rekestanten ten nadele van patiënt en maatschappij — zouden hiervan het gevolg zijn. In dit kader gezien is het opmerkelijk dat men de vrije vestiging van Abraham Best als apotheker naast de drogisterij van zijn vader, heeft geaccepteerd; maar men vergete daarbij niet, dat Anna Schuit geparenteerd was aan de invloedrijke apotheker Jan Korver Azn en aan notaris R. Brons Boldingh.

Het is niet verwonderlijk dat bij de situatie die aan het rekest ten grondslag lag, de relatie tussen doctoren en apothekers problemen kon geven. De leverantie van de medicijnen was afhankelijk van de voorgeschreven recepten en in die zin waren de geneeskundigen hun broodheren. Toch waagden sommige apothekers het om zonder recept medicijnen af te leveren. Werd het bewijsmateriaal in de vorm van een pilledoosje of medicijnflesje door een later toch te hulp geroepen doctor bij de zieke aangetroffen, dan werd het in beslag genomen, verzegeld en aan de Plaatselijke Geneeskundige Commissie getoond. Meestal volgde

daarop een procesverbaal, waarbij de apotheker voor clandestiene prak-
tijkuitoefening werd beboet. Een derde van de opgelegde boete kwam
daarbij ten goede aan de kas van de Plaatselijke Commissie! Illustratief
voor de situatie is het citaat uit een dergelijk proces dat zich omstreeks
1816 afspeelde:

> "Wat de gecalangeerde (de ter veroordeling voorgeleide) verder wil afleiden uit het
> al dan niet inschrijven in zijn schuldregister, zulks is waarlijk te grof om enig
> antwoord te verdienen — iemand die namelijk praktiseert, zoude waarlijk al zeer te
> lomp zijn indien hij hiervan in zijn gewoon schuldboek liet blijken! Hij kan immers
> een afzonderlijk geheim boek houden, hij kan zich uit de hand doen betalen? Hoe
> kan men toch zulk een argument produceren, hetwelk de kiesheid des regters doet
> kwetsen".

Al in vroegere tijden speelde deze controverse tussen doctor en apotheker
een belangrijke rol. Het was namelijk in de 18de eeuw de apotheker wel
toegestaan therapeutisch de klisteerspuit te hanteren en dit gaf hem naast
extra inkomsten ook de door doctoren gepropageerde bijnaam van
Klistorianus, waarmee de apotheker vooral in kluchten en blijspelen
werd betiteld.

Uiteindelijk werden in de wet van 12 maart 1818, "Ter regeling van
hetgene betrekkelijk is tot de uitoefening van de verschillende takken der
geneeskunde", de maatregelen die voordien binnen de gezondheidszorg
waren genomen, definitief vastgelegd[5]. De bevoegdheden en verplichtingen van de apotheker vinden we in een 19 artikelen tellende Instructie.
Aan de hand daarvan moesten de apothekerswinkels elk kwartaal door
leden van de Plaatselijke Commissie worden geïnspecteerd. Uit de
verslagen van deze winkelvisitaties kunnen we lezen dat de winkel van de
familie Best altijd als uitstekend werd aangemerkt, terwijl de visitatie bij
de anderen herhaaldelijk gebreken aan het licht bracht. Al voordat deze
contrôlevoorschriften in een wet waren gevat, was de Plaatselijke Commissie er door Justitie op geattendeerd het toezicht op giftige stoffen te
verscherpen. Men moest met name letten op afsluiting van de gifkast en
de registratie van verdovende middelen. Kruideniers en bakkers kregen
onverwachts bezoek om na te gaan of ze soms de al eerder genoemde
slaapbollen verkochten. In deze bollen werd namelijk papaverextract
verwerkt. Ze werden als slaapmiddel voor kinderen gebruikt en waren
zeer effectief! Aansluitend hierop meldde apotheker Bakker zich met de
mededeling dat hij zich had toegelegd op het bereiden en bewaren van
narcotica-extracten. Hij bood zich aan als specialist in deze materie en de
commissie was zeer ingenomen met deze oplossing van een moeilijk te
controleren probleem.

5. Wet van 12 maart 1818, houdende verordeningen ter regeling van hetgene
betrekkelijk is tot de uitoefening van de verschillende takken der Geneeskunde.

Zoals reeds gezegd, konden ook drogisten door de visitatiecommissie worden bezocht. Dit werd plotseling noodzakelijk geacht toen in 1824 een concurrent van de familie Best, Pieter Tangman, zich in Hoorn vestigde. In het eerstvolgende rapport aan de Provinciale Commissie lezen we:

> "Tevens kan zij niet voorbij hier te gewagen van de winkel van de Heer J. Best, drogist, alwaar zij de gehalte der voorhanden zijnde Drogerijen en Chemicaliën, welke door zij Ed. volgens Instructie werden gedebiteerd, en alles wat hier verder toe betrekking heeft, in eene zeer goede staat heeft aangetroffen".

Drogist Tangman was spoedig vertrokken.

De kwartaalinkomsten uit de stadsarmenpraktijk blijken een belangrijke inkomstenbron te zijn; K. Ursem is de bereider van de "fistelpot".

Omstreeks 1830 dreigde de apothekerswinkel "De Groote Gaper" gesloten te worden. Abraham Best was overleden en de kinderen waren nog zeer jong; geen van hen studeerde voor apotheker om op korte termijn voor de winkel in aanmerking te komen. De visitatiecommissie en het stedelijk bestuur negeerden kennelijk het onderling contract van de apothekers en de weduwe Best wist onder leiding van provisor P. Crans de zaak open te houden. Deze vertrok vrij spoedig, om plaats te maken voor apotheker J. Bos, afkomstig uit Hoorn. Hij diende zich aan als provisor, maar kreeg nog datzelfde jaar door huwelijk met de weduwe Best, de apotheek op zijn naam. Overigens was zij in de periode na het

Debet 1841

Van 1 Augustus tot ult December
Commissieën.

R Snel Apothec. Medemblik	136	75	voldaan
P Rempt veearts Aardswhu	115	13	voldaan.
R. Hermanides. Spanbroek	85	47	voldaan.
x Wm Klots Schardam, Medenblik	145	19	voldaan
B Dellemarre Berkhout	256	99½	voldaan
x D Schuitenmaker Schellinkhout	90	83	voldaan
A de Vries Medmond	141	85	voldaan
x H van Waesbergh. Hoorn	12	35	voldaan
K de Jong Hoog carspel.	18	00	voldaan
W Bos. Hoorn	1	80	voldaan.
W Klei Medmond.		50	voldaan
Wd de Vries Westwoud.	85	21	voldaan
x E Knowen. Hoorn.	31	84	voldaan
J Best Hoorn.	116	70	voldaan
A Koning Hoorn.	7	70	voldaan
H v vander Lee. Zwaag.	80	13	voldaan
x J Korver a von. Hoorn	60	66½	voldaan
W Smit Werfeshoofd.	5	55	voldaan.
J van Biren Lensehk Hoorn.	30	51	voldaan.
J Swartsenburg Abbekerk.	102	45	voldaan
A B Klots. 2 may	2	60	voldaan

Uit het rezeptuur- en schuldboek van Schuijt Best. Op deze lijst komen verscheidene geneeskundigen voor die aan de hoornse geneeskundige school hun opleiding hadden gekregen. (x).

overlijden van haar man, toen ze eigenlijk de winkel had moeten sluiten, op een nog andere wijze door het stedelijk bestuur begunstigd. De leverantie van medicijnen aan de stadsarmen werd door het stadsbestuur altijd aan slechts een viertal apothekers toegekend en de weduwe Best werd nu hierbij betrokken. Ze deelde deze toezegging met de apothekers J. van Marken, J. Korver, en J.W. Reyne. Dat bij deze benoeming relatie een belangrijker rol speelde dan bijvoorbeeld de beoordelingen van de winkelvisitaties, mogen we concluderen uit de deelname van apotheker Reyne, wiens winkel bij herhaling in een erbarmelijk slechte staat werd aangetroffen, maar die — naar het scheen — zich door zijn connecties vele buitensporigheden kon permiteren.

Het van stadswege gratis verstrekken van medicijnen aan de armen en het betalen van de declaraties die de doctoren indienden voor de verzorging van bejaarden en wezen in de gestichten, waren hoge posten op de begroting van de stad. Bij provinciaal besluit werden in 1829 benoemingen en bezoldigingen van deze geneeskundigen, inclusief de apothekers, opnieuw bezien. Men zou voortaan met de apothekers regelmatig onderhandelen over de voordeligste prijzen en tarieven. Deze maatregel was een schot voor de boeg! Het volgende jaar, 1830, verscheen de Pharmacopoae Pauperum, de armenpharmacopoae. Ze bevatte een lijst van voorschriften en middelen volgens welke de medicijnen voor de armen moesten worden bereid en geleverd[6]. Daarin lag ook een vast tarief besloten. Armbesturen en gemeenteraden moesten de ingediende declaraties hieraan toetsen. In Hoorn werden de maandelijkse rekeningen voor de armen daartoe voorgelegd aan de stadschirurgijn Lucas Woesthoff die de juistheid van de declaraties had te controleren. Pas in 1860 verviel deze regeling voor apothekers omdat de stad toen naar het voorbeeld van Alkmaar, waar sinds 1852 een stadsarmenapotheek in de behoefte van medicamenten voor de armen voorzag, overging tot instelling van een dergelijke voorziening. Apotheker Abel de Coole kwam in dienst van het stadsbestuur en beheerde de hoornse armenapotheek, die in een bijgebouw van het Zeekantoor van de Admiraliteit aan het Kerkplein werd gehuisvest.

Zoals al naar voren is gekomen, was de kwaliteitsbewaking in de vorm van winkelvisitaties een belangrijk onderdeel van de taak die de Plaatselijke Geneeskundige Commissie had te vervullen. Vier maal per jaar ging een deputatie van hen op pad om de apotheken te controleren op het naleven van de voorschriften alsmede op orde en netheid in de bedrijfsruimte. Overtredingen en gebreken werden volgens een vastgelegd tarief

---

6. Toezending van de Pharmacopoea Pauperum of armenapotheek, en last, om als nu een tarief te maken tegen welke prijs de medicamenten voor de armen zullen worden geleverd. In: Provinciaal Blad voor Noord Holland 1830 (No 100).

bestraft en het rapport werd aan de Provinciale Geneeskundige Commissie opgezonden. De nalatigheden waren doorgaans zeer verschillend van aard. We noemen de vuile werkplaats, het ontbreken van op de lijst voorkomende basisstoffen, ingedroogde kruiden of bedorven zalven, foutieve opschriften of zelfs het ontbreken van etiketten. Er werd streng toezicht gehouden op de te gebruiken maten en gewichten en vooral achteloosheid ten aanzien van giffen en narcotica werd zwaar aangerekend. Toen in 1832 de cholera dreigde uit te breken, kwamen de apothekers op extra lasten. Ze werden verplicht uit voorzorg anticholeramedicamenten in grote hoeveelheden in te slaan. Hieronder viel een voorraad ontsmettend chloorkalk, waarvan uiteraard de verkoop niet verzekerd was. Het lag voor de hand dat hieraan slechts sporadisch gehoor werd gegeven. De Provinciale Commissie verzocht nu om een tussentijdse onverwachte visitatie en staande de vergadering werd aan dit verzoek door de Plaatselijke Commissie gehoor gegeven en werd de inspectie gedaan. Ook dit voorval typeert de ijver waarmee de hoornse Geneeskundige Commissie werkte; dit in tegenstelling tot dergelijke commissies in enkele andere steden zoals bijvoorbeeld Nijmegen[7] en Amsterdam waar het functioneren van de betreffende instanties wel wat te wensen overliet. Van de commissie te Nijmegen is het bekend, dat de geneesheren elkaar niet wensten te controleren en te compromiteren, terwijl in Amsterdam nieuwe voorschriften van de overheid met leidelijk verzet werden opgevolgd. Zo reageerde men daar op de verplichting om de doodsoorzaak bij overlijden te vermelden, unaniem met de mededeling: "gebrek aan adem". Hoorn was daarentegen in de gehele verslaggeving uiterst attent. Op een gegeven moment verzocht men zelfs vanuit Haarlem de visitatieverslagen "klasjesgewijs" te willen indelen en de rapportage te willen beperken tot slechte, goede en zeer goede winkels. Nadien zien we nog een enkele keer een uitvoeriger verslag. Vermoedelijk gold het dan twijfelachtige beslissingen, waarvan men het verstandiger achtte deze uitgebreider te vermelden. Het verslag van 1845 handelend over bloedzuigers, was duidelijk in die zin gesteld. Het houden van deze dieren, waarvan de toepassing in de geneeskunde zeer algemeen was, vroeg speciale voorzieningen en een deskundige verzorging. Niet elke apotheker was bereid deze dieren te houden. Zoals al eerder ter sprake kwam bij de narcotica, had men ook voor de bloedzuigers een onderlinge regeling getroffen. Schuit Best had het depôt, waaruit anderen de dieren konden betrekken. De visitatiecommissie gaf hierover uitvoerig verslag, oordeelde dat het in geval van nood en bij nacht problemen kon geven en adviseerde de apothekers om de dieren zelf te gaan houden.

7. G.J.C. van der Velde. Gezondheidszorg te Nijmegen in de periode 1816-1865. De werkzaamheid van de Plaatselijke Commissie van Geneeskundig Toevoorzigt. Numaga 1967, pag.5.

Komen we nu terug bij de opleiding tot apotheker.

Zoals eerder vermeld, was er na de opheffing van het gildesysteem in feite weinig veranderd in de praktijk. Na enkele jaren bij een bevoegd apotheker in de leer te zijn geweest, kon men bij de Geneeskundige Commissie van de provincie waar men de opleiding had gekregen, examen afleggen. Met de wetgeving van 1818 werd deze opleiding beter geregeld en ingevolge het Koninklijk Besluit van 1823 konden stedelijke besturen overgaan tot het oprichten van clinische scholen. Deze instituten zouden tot taak krijgen chirurgijns en vroedvrouwen op te leiden, zodat naast de universitair gevormde doctoren een tweede geneeskundige stand zou ontstaan, teneinde in de grote behoefte aan bekwame geneesheren op het platteland te kunnen voorzien. Het is opmerkelijk dat in de inleiding van dit Besluit niet over apothekers werd gesproken, maar artikel 4 noemt toch "Kwekelingen in de heel-, vroed- en artsenijmengkunde", terwijl artikel 10 zich speciaal richt tot de leerlingen in de farmacie met het stellen van de opleidingstijd van twee jaar. Hoorn kreeg al in 1825 als tweede stad na Haarlem de school toegewezen.

Bij de eerste leerlingen waren er twee, die volgens het oude leerlingen-stelsel bij een apotheker in de leer waren, maar die zich toch voor de nieuwe opleiding lieten inschrijven. Na een twee-jarige cursus konden ze het apothekersexamen afleggen bij de Provinciale Geneeskundige Commissie te Haarlem. Om praktische ervaring op te doen bleven de leerlingen tijdens de cursusperiode tevens werkzaam bij een plaatselijk apotheker.

De eerste lector in de chemie aan de hoornse school was de bekende apotheker en chemicus J.S. Swaan[8]. Hij sprak in de Oosterkerk de officiële openingsrede uit en legde daarbij de nadruk op de betekenis van chemie, natuurkunde en botanie als basisvakken voor de medische opleiding. Swaan heeft maar korte tijd gedoceerd. In 1826 werd hij getroffen door de toen in vele delen van het land heersende epidemische ziekte die ook in Hoorn vele slachtoffers maakte. Apotheker J.W. Reyne kreeg de vakken die Swaan had gedoceerd toegewezen. De wijze waarop deze omstreden lector zijn taak opvatte stond een tot bloei komen van de opleiding in de weg. Zo liet hij leerlingen schorsen wegens wangedrag tijdens de colleges, om hen vervolgens privé-lessen te gaan geven. Daar kwam nog bij dat ook het lesmateriaal zeer beperkt was. In plaats van didactische lessen en practicum in een kruidentuin werden er platen van de Flora Batava getoond. Herhaalde verzoeken tot de aanleg van een hortus botanicus te mogen komen, werden door de provincie afgewezen. Niettemin heeft de school een belangrijk aantal apothekers afgeleverd. In

8. J.S. Swaan. Redevoering, gehouden bij de inwijding der Genees-, Heel-, Vroed- en Artsenijkundige Scholen te Hoorn. Vermande, Hoorn, 1825.-

1842 vroeg de Staatsraad Gouverneur inventarisatiegegevens ten behoeve van de plannen voor een nieuwe wetgeving voor de volksgezondheid. Hoorn stuurde een overzichtelijke tabel in, waaruit bleek dat over de periode van 1825 tot 1842 een 35-tal kwekelingen in de pharmacie de studie hadden gevolgd. Nadat lector Reyne als gevolg van een aantal controversen min of meer gedwongen zijn ontslag had genomen, kwam onder de nieuwe lector J. Korver weer regelmaat in de opleiding (1838-1850); diens opvolger G.J. van Hoolwerff (1850-1865) benutte later zijn eigen bescheiden kruidentuin voor het onderwijs. Verscheidene leerlingen kwamen na de opleiding bij hun vader in de winkel; dit was in Hoorn het geval met Laurens Schuit Best en Everhardus Korver.

Laurens Schuit Best liet zich in 1841 op 19-jarige leeftijd bij de Clinische School inschrijven voor de pharmacie. Hij was toen al geruime tijd als leerling practisch werkzaam in de apotheek van zijn stiefvader J. Bos. Na het overlijden van Bos in 1843 werd de apotheek "De Groote Gaper" een korte tijd beheerd door apotheker Miedema. Dat deze al vrij gauw van plan was te vertrekken, moge blijken uit het intrekken van zijn verzoek om toe te mogen treden tot het geneeskundig en wetenschappelijk genootschap "Vis Unita Fortior" (vereniging van krachten maakt sterk). Laurens volgde nog datzelfde jaar Miedema op als provisor bij zijn moeder, de weduwe Bos. Op 5 december 1844 behaalde hij te Haarlem zijn apothekersdiploma en kon toen geheel bevoegd de apotheek voortzetten. Korte tijd nadien overleed de weduwe en kwam de apotheek op zijn naam te staan. Uit de winkelvisitaties blijkt dat Laurens Schuit Best zowel de kwaliteit als ook de netheid en accuratesse van zijn voorgangers wist te handhaven. Ook de leveranties van medicijnen aan de armen gingen zonder problemen op hem over. Daarnaast was hij een actief lid van het reeds genoemde genootschap "Vis Unita Fortior" (VUF). Zijn lezingen in die kring waren zowel wetenschappelijk interessant als ook ter verpozing tijdens jaarvergaderingen gewaardeerd. In dit laatste verband sprak hij "Over goede wijnen" en "Een luimige bijdrage over thee-consulten". Een zeker zakelijk belang kon daarbij zeker niet worden ontkend. Zijn drogistafdeling — aanvankelijk voortgezet door de weduwe van Johannes Best — leverde thee, tabak en andere koloniale waren aan VUF voor gebruik tijdens haar vergaderingen; aan de uitspraak "de wijn was Best" zouden we de conclusie kunnen verbinden dat hij ook bij de levering daarvan betrokken was. Of dit rechtstreeks dan wel via bemiddeling gebeurde laten we in het midden, — de destilleerderij van de firma Schermer was immers enkele panden verder aan het Kleine Noord gevestigd. Schuit Best was in elk geval een kenner in het bereiden van kruidewijnen. Deze specialisatie binnen het vakgebied van de artsenij- en kruidkundigen kon er voorheen wel toe leiden dat boven de apotheek het volgende stond lezen:

"Hier verkoopt men zowel onder als boven dranken.
Het een is voor gezonden, 't ander voor de kranken".

Van de wetenschappelijke bijdragen die Schuit Best binnen het genootschap leverde, noemen we zijn lezingen "Over de wijn en de gisting en
bepaaldelijk over de wijn en de alcoholische gisting"; "Over kool";
"Bijdrage over het tin en deszelfs bereidingen" en "Bijdrage over het
water en deszelfs samenstellende delen."
De apothekers die zoals Schuit Best lid waren van het Genootschap VUF,
hebben destijds in nauwe samenwerking met de Plaatselijke Geneeskundige Commissie een soort keuringsdienst van waren gevormd. Hun hulp
werd speciaal ingeroepen wanneer de apothekers uit de Commissie
onbevooroordeeld wensten te beslissen. In dit verband deed men gezamenlijk een analytisch-chemisch onderzoek naar de kwaliteit van
middelen tegen de toen zo gevreesde hondsdolheid. Het negatief advies
dat hieruit voortkwam, stond lijnrecht tegenover de opinie van de
Gouverneur die bij gemeentebesturen het in voorraad hebben van de
zogeheten Biltse kookdrank dwingend voorschreef. Deze drank die alleen
in Woerden volgens patent mocht worden gemaakt, was niet alleen duur,
maar bleek volgens het onderzoek van VUF zeer snel aan bederf
onderhevig te zijn. VUF ondersteunde het negatieve advies van de
Plaatselijke Commissie aan het stadsbestuur, met een publicatie in haar
Tijdschrift; in dit artikel werd het door de regering aanbevolen middel op
één lijn gesteld met kwakzalverij[9].
Ook warenkeuring van genotmiddelen maakte deel uit van de bijdrage
der apothekers aan de volksgezondheid. Het gebruik van het zo giftige
loodoxyde bij het kleuren van bonbons en suikergoed raadden zij sterk af
en stelden er plantaardige kleurstoffen voor in de plaats. Apotheker
Schuit Best was hier veelal mee bezig. In die tijd waren de verguld-
avondjes — zoals door Hildebrand in de Camera Obscura beschreven —
een vermakelijk sociaal gebeuren, maar het gebruikelijke goudpoeder om
de koek te versieren bleek vaak door bijmengsels vervalst te zijn. Schuit
Best adviseerde een nieuw zilverpoeder te gebruiken dat in zuiverheid
betrouwbaarder was en bovendien minder kostbaar. Dat apothekers
regelmatig ingeschakeld werden om in beslag genomen kwakzalversmid-
delen te onderzoeken komt nog ter sprake.
Weer geheel anders van aard waren de onderzoeken die de pharmaceu-
tische leden van de geneeskundige commissie kregen te verrichten op
verzoek van de burgemeester. Dit soort verzoeken stond meestal in
verband met de slechte economische en sociale omstandigheden. Bij de
volgende affaire met het drinkwater komt dit ook naar voren. De

9. J. de Brauw, med.doctor te Woerden. Over de toestand der geneeskunde in ons
Vaderland met betrekking tot den Staat. Tijdschrift VUF, A. Vink, Amsterdam 1838.

apothekers werd namens de burgemeester verzocht een vloeistof uit een verzegeld flesje te willen onderzoeken op voor de mens schadelijke stoffen. Nadat men een hele serie chemische proeven had toegepast, deed men navraag naar de herkomst van het water en naar het doel van het onderzoek. Het bleek dat de burgemeester het water uit de Wijde Weel had laten halen en het na filtratie door kiezel ter onderzoek had aangeboden om te weten of het eventueel voor drinkwater gebruikt zou kunnen worden. De uiteindelijke conclusie kwam hierop neer, dat dit in de winterperiode wel mogelijk werd geacht, maar dat de organische delen bij hogere temperaturen in de zomer zeker nadelig zouden werken. Hiermee werd het plan van de burgemeester van de hand gewezen want juist in de zomer, wanneer door droogte de regenton leeg en het welwater beperkt was, bestond er gebrek aan drinkwater. Ook bij de chemische contrôle van het zogeheten "gortbrood", waarvan de apothekers de voedingswaarde bepaalden, stond het economisch belang voorop, want dit brood werd meestal aan de bedeelden van de stad gegeven. Sociale misstanden daarbij werden door VUF openlijk in haar Tijdschrift aan de kaak gesteld. In 1843 publiceerde men een dergelijk onderzoek van hun corresponderend lid, apotheker B. Meylink. Deze toonde met zijn experimenten aan dat gerstemeel, bestemd voor het bakken van brood voor de bedeling, een hoog gewichtspercentage aan zwaarwegende verontreinigingen bevatte. Terecht uitte hij zijn verontwaardiging over het bedrog van de behoeftige klasse met de bewoordingen:

"Zoo treffen wij echter, helaas! ook aan den anderen kant onder ons ellendigen aan, bij welke niet slechts eigenbelang ten troon zit, maar die zelfs in deze treurige dagen van nood en ellende niet geschroomd hebben om zich te verrijken met den gebedelden penning der hongerenden en onmenschelijk genoeg zijn aan de armen als het ware stenen voor brood te verkopen".

Tenslotte noemen we nog het onderzoek naar het anijszaad, dat door vermenging met giftige zaden van de gevlekte scheerling voor consumptie ongeschikt was, maar toch werd verhandeld. Hier moest de door de Geneeskundige Commissie en VUF gezamenlijk aangeschafte microscoop zijn waarde bevestigen.

Na de oprichting van de Westfriese afdeling van de Nederlandsche Maatschappij tot bevordering van de Geneeskunst in 1852, nam het aantal medische leden van het Genootschap af, maar de apothekers bleven in haar verenigd. In 1865 werden met de invoering van de nieuwe geneeskundige wetten de clinische scholen opgeheven en korte tijd later werd de apothekersopleiding voortaan uitsluitend aan de universiteiten gegeven.

Laurens Schuit Best overleed in 1887; zijn vrouw, Nance Kuilenburg, bleef nog als belanghebbende jaren aan de apotheek verbonden, terwijl de volgens de universitaire opleiding in Groningen geschoolde apotheker J.C. Kloppenburg zich in de zaak vestigde[10].

Het winkelpand van "De Groote Gaper" heeft ook hem overleefd, maar wie in Hoorn op pad gaat om de gaper te zoeken, zal worden teleurgesteld. In 1980 werd de fraaie jugendstilgevel van de apotheek met het interieur overgedragen aan Enkhuizen om daar in het buitenmuseum te worden herbouwd. Met deze transactie is de stad Hoorn een medisch-historisch, beeldbepalend monument armer geworden.

10. Diens opvolger, J.C. van der Meulen, vond de door Schuit Best nagelaten stukken op de zolder van de apotheek en stond deze af aan het Hoorns archief. Ze hebben ertoe bijgedragen dat men een beeld kon vormen van de 19de eeuwse apotheken, met name van de aan het Kleine Noord gevestigde apotheek "De Groote Gaper".

De gaper, een teken aan de wand.

In vroeger eeuwen toen velen ongeletterd waren, was het uithangbord of de gevelsteen een doeltreffend middel voor de beoefenaar van een beroep om zijn standplaats kenbaar te maken[1]. Ook bij de medische professies was het gebruikelijk dat het beroep met duidelijke kentekenen aan het woonhuis werd aangegeven. De medicinae doctor kon daartoe een koperen urinaal uithangen, chirurgijns toonden aderlaatbekkens en de beëdigde vroedvrouw bevestigde een uithangbord aan haar woning waarop een baarstoel, een clisteerspuit of ander beroepsattribuut was afgebeeld.

Apothekers en drogisterijen hadden aanvankelijk gelijksoortige beeldmerken, zoals de zaagvistand, de salemander, de eenhoorn of de hertshoor. Van de laatste symbolen was de betekenis gelegen in de tot pulver gemalen hoorn, die deel uitmaakte van hoog gewaardeerde medicamenten. De eenhoorn was een deens handelsgeheim en werd aan het einde van de 16de eeuw door Mercator als de tand van de narwal ontmaskerd. Eeuwenlang was dit poeder, het unicorn genoemd, als tegenstof gebruikt tegen allerlei soorten vergiftigingen. Het was door zijn zeldzaamheid en door de legendevorming kostbaar en slechts voor de zeer rijken beschikbaar. Het hertshoornpoeder werd daarentegen als vervangend middel aan de minder gegoeden voorgeschreven. Niet alleen als uithangteken maar ook in de heraldiek bleef de eenhoorn bij apothekers een geliefd beeldmerk of diende het tot wapendrager. De eenhoorn vormde een symbool voor tegengif, ontsmetting, zuivering en zuiverheid.

Toen na de franse tijd het beroep van apotheker zich duidelijk ging onderscheiden van de drogerij, bleven symbolen als de vijzel, zalfpot en hertshoorn veelal op de apotheker van toepassing, terwijl voor de drogist een andere, zeer kenmerkende symboliek werd behouden. Deze categorie van uithangtekens werd gevormd door de zogenaamde gapers, de bontgekleurde houten kop met open mond en uitgestoken tong. Was het oorspronkelijk de apotheker of was het oorspronkelijk de drogist aan wie de gaper behoorde? Het antwoord blijft verweven in de relatie die lag tussen de drogist als handelaar in drogerijen en chemicaliën, de cruydener als verkoper van kruiden en oosterse waren en de apotheker met zijn chemie en kruidkunde samen. Wel is het duidelijk dat na het onderscheid, in de franse tijd gemaakt, de gaper de gevel van de drogist is blijven

---

1. Enerzijds waren de uithangborden voor de neringdoenden een hulpmiddel om de klandizie te bezorgen, maar anderzijds werden al in de 15de en 16de eeuw deze kenmerken aan de huizen hen verplichtend voorgeschreven bij beroepen die accijnsverschuldigend waren, zoals de biertapper en wijnverkoper, opdat geen onbelaste verkoop de accijnsmeester zou ontgaan. Zie ook Pols, Oud-Vaderlandsche Rechtsbronnen en Westfriese Stadsrechten. 's Gravenhage, Nijhoff, 1883.

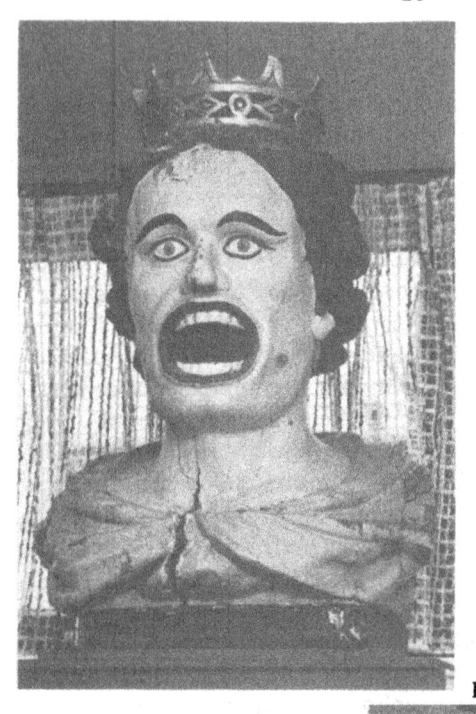

De Groote Gaper (de Huesmolen 63).

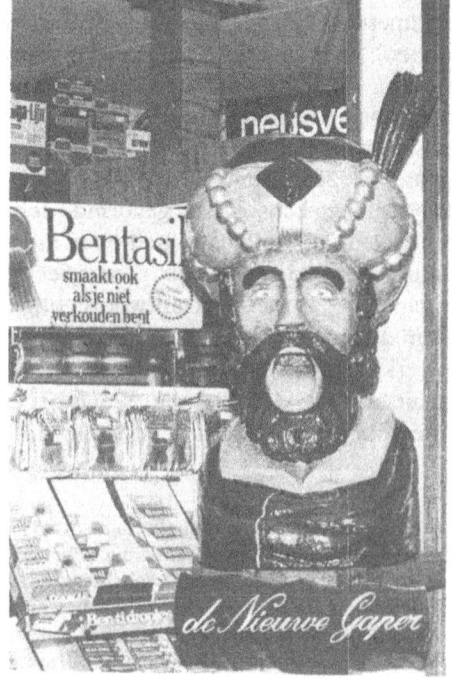

De Nieuwe Gaper (Breed 35).

sieren. De negentiende eeuwse schrijver J.W. Hofdijk beschreef in zijn werk "Ons Voorgeslacht" de gaper aan het huis van een welgesteld 13de eeuwse apotheker. In latere tijd beschouwde hij de gaper als het symbool voor de assistent van de kwakzalver, de kruidenverkoper of de onbevoegde heelmeester van kermis en jaarmarkt[2]. Hij noemde hem de aandachttrekker om publiek te verzamelen en vervolgens af te leiden; de hansworst die op het juiste moment van de truc zijn meester door een afleidingsmanoeuvre de vrije hand diende te geven. De functie van een dergelijk persoon komt bij Jacob van Lennep heel goed naar voren in zijn boek "De Roos van Dekama", waar de nar de waren en kunde aanprijst van zijn meester Barbanera, bijgenaamd l'Incomparibile[3]. Deze meesters van het marktplein lieten zich bij voorkeur vergezellen van zuiderlijke of oosterse typen; men wil daarmee verklaren, dat het merendeel van de gapers een moors of oosters uiterlijk heeft.

Zo werd de gaper niet alleen de aanprijzer van zijn meester, maar tevens het symbool voor de verkoop van oosterse waar. Er is wel opgemerkt, dat het voorkomen van gapers aan de gevelpui zich in het verleden met de jaren verplaatste of uitbreidde naar dié havensteden, waar de handel in oosterse producten optimaal was[4]. Van Brugge naar Antwerpen, vervolgens naar Amsterdam en met de apotheek "De Groote Gaper" — voordien de drogerij — zouden we ook Hoorn in de rij van deze handelssteden kunnen plaatsen.

Toen in 1842 een ontwerp tot betere wetgeving in de gezondheidszorg aan de orde kwam, werden enkele bezwaarschriften bij de Tweede Kamer ingediend.

Eén ervan was afkomstig van de Plaatselijke Commissie van Geneeskundig Toevoorzigt te Hoorn en was geschreven door de voorzitter, medicinae doctor T.A. Jorritsma. Het verscheen in druk en werd aan alle leden van de Kamer toegezonden. Bij het punt waaronder hij de kwalificatie van de geneeskundigen behandelde, stelde hij de bedenking:

"Men late zelfs de apotheker vrij, om den bekenden gedrochtelijke gaper voor of boven zijne deur te stellen. Sommige apothekers hechten eraan, maar vooral het publiek let erop en meent daar immers meer civiel bediend te worden".

Hij doelde zonder twijfel op de winkel van de weduwe Best. Dit bevestigt nog eens het aanzien van deze apotheek; maar ook deze uitspraak laat geen algemene conclusie toe over de gaper. De sporen van de pierotachtige gekroonde blanke hoornse gaper zijn nog niet tot de oorsprong

2. W.J. Hofdijk. Ons Voorgeslacht. Leiden, P. van Santen, 1785.
3. J. van Lennep. De Roos van Dekama. De Kern, Bussum 1980.
4. D.A. Wittop Koning. De oude Apotheek. Van Dishoeck, Bussum 1966.

achterhaald en het is evenmin eenvoudig hem in de genoemde kaders te plaatsen.

Samen met zijn collega gaper van de drogisterij de "De Nieuwe Gaper" — voorheen aan het Grote Noord, thans aan het Breed gevestigd — ondergaat hij het lot van deze tijd en daarmee is er een dimensie aan dit symbool toegevoegd.

De gapers hangen niet meer aan de gevel, maar zij zijn geketend tegen diefstal en houden in de winkel toezicht op het doen en laten van hun cliënten!

5. De originele gaper kan men nu vinden in de nieuwe vestiging van apotheek "De Groote Gaper", winkelcentrum "De Huesmolen" te Hoorn. Het deurkalf van de drogisterij van Best, waarin een kleine houten gaper met een moors uiterlijk is verwerkt, is nu eigendom van het West-Fries museum.

Kwakzalverij en het onbevoegd uitoefenen van de geneeskunst.

Het is aan de taakomschrijving van de Plaatselijke Geneeskundige Commissie en aan haar consciencieus werken te danken, dat ons gegevens resten over de verschillende vormen van kwakzalverij en de bestrijding daarvan in de regio Hoorn. Deze commissie was in 1806 ingesteld om plaatselijke naleving van de op franse leest geschoeide maatregelen tot centralisatie van de gezondheidszorg te begeleiden en te controleren. De bevoegdheden van de medicinae doctores, de chirurgijns en de apothekers vinden we in de door de Departementale Geneeskundige Commissie opgestelde reglementen, maar de punten waarover men problemen kon verwachten, werden met meer aandacht nader omschreven in de artikelen van het reglement van de Plaatselijke Geneeskundige Commissie. Daarin treffen we onder andere de bepaling aan dat de chirurgijns niemand mochten aderlaten noch enige middelen mochten ordonneren zonder "expres consent, advis en ordonnantie van een medicinae doctor". De apotheker had evenmin het recht om in- of uitwendige middelen voor te schrijven of in de kwaliteit van doctor aan de huizen te practiseren. Daarentegen mocht een stedelijk medicinae doctor in een stad met gevestigde apothekers zelf geen medicamenten samenstellen en verkopen. Op het platteland was dit de geneesheer wel toegestaan, met alle gevolgen daarvan tot op heden.

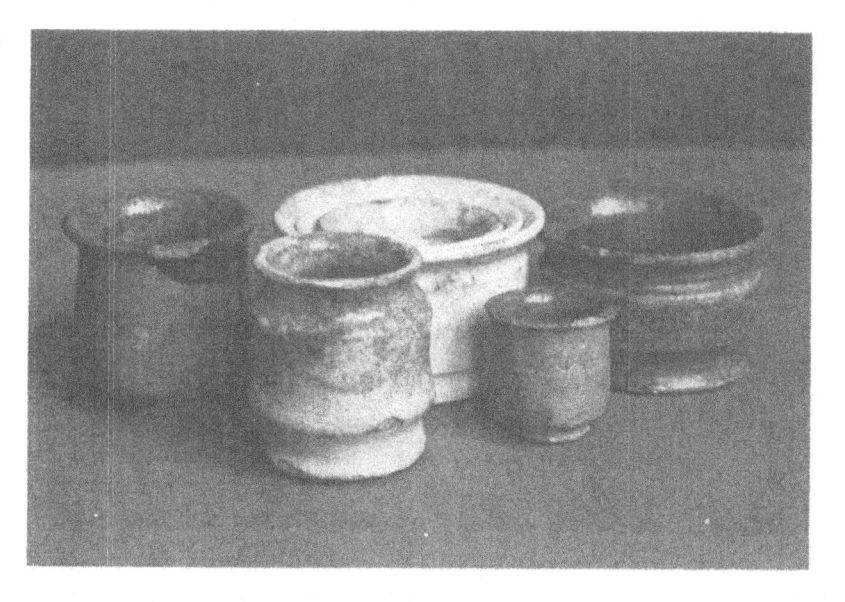

Zalfpotjes; bodemvondsten in West Friesland.

Het reglement voorzag ook in maatregelen om de kwakzalverij aan banden te leggen:

"Zoo iemand, geen apotheker zijnde bevonden wierdt eenige Medicamenten, Simplicia of Composita, hetzij Purgantia, Alexipharmaci of diergelijken, hetzij Poeders, Pappen, Pillen, Dranken of andere vermengingen, naar eenig Medicament gelijkende, zoo binnen deze Stad of elders samengesteld te verkopen en nu dat zulks uit naam van de Plaatselijke Commissie verboden wordt, daarmede voortvaart, zal voor de eerste maal verbeuren *f* 3,— gulden, voor de tweede maal *f* 6,— gulden ten profijte van de Commissie en voor de derde maal zodanig worden gemuleteerd als de Hoofdofficier en Heren Schepenen zullen oordelen te behoren; uitgezonderd zodanige dingen, welke door de Commissie toegestaan wordt te verkopen, mits daarvoor 's jaarlijks aan de Commissie te betalen *f* 3,— gulden".

Tot deze gepatenteerde middelen behoorden bijvoorbeeld het bekende en beproefde middel Haarlemmer olie. Op deze manier probeerde men toch invloed te behouden op de handel in bepaalde befaamde volksgeneesmiddelen waarvan men zeker wist dat er altijd vraag naar zou blijven. Een streng verbod gold daarentegen de zogenaamde onfeilbare middelen, die naar men zei een gegarandeerd resultaat zouden hebben en die tegen een grote verscheidenheid van ziekten aangewend konden worden. Daarbij werd de goedgelovige hulpzoekende patiënt op een twijfelachtige manier van zijn geld, maar niet van zijn kwaal afgeholpen.

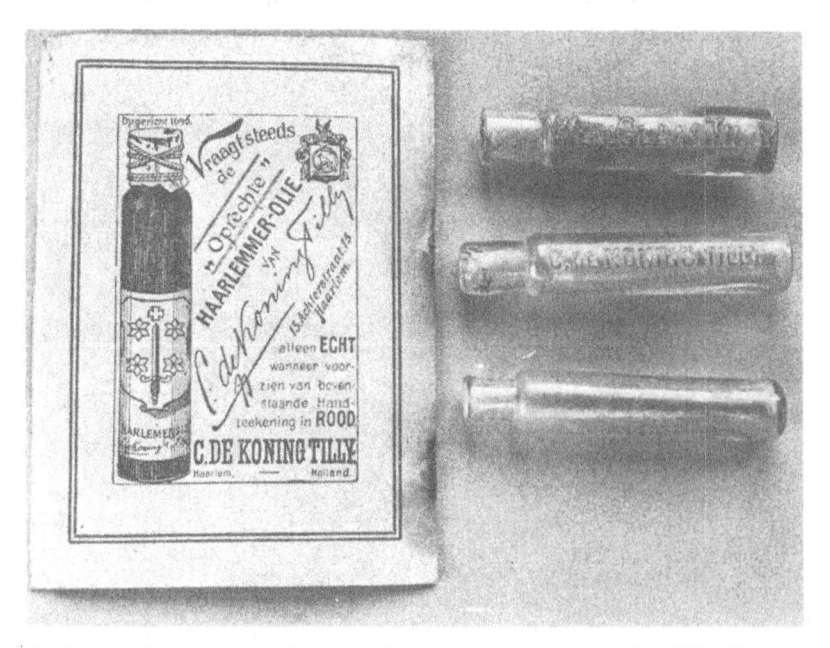

Haarlemmerolie werd in 1672 samengesteld door Leendert Jan Claes Tilly. Opgegraven flesjes met opschrift Wed. Claes Tilly, G. de Koning Tilly. Namaakproducten werden vaak in gelijkende flesjes zonder opschrift op de markt gebracht.

Uiteraard brachten de hiergenoemde voorschriften botsingen teweeg tussen apothekers en medisch doctoren. De commissie had op dit gebied heel wat klachten te verwerken. Met het grote aantal apothekers in Hoorn lag het voor de hand, dat voor enkelen van hen het uitoefenen van een "nevenpractijk" als een noodzakelijkheid werd ervaren. Trof nu de doctor bij zijn patiënt geneesmiddelen aan die niet door hem of een collega-doctor waren voorgeschreven, dan werd het drankflesje of pillen-doosje door hem verzegeld en tijdens het proces aan de Officier van Justitie als bewijsstuk overhandigd. Maar net als bij de kwakzalvers het geval was, kon men ook moeilijk een patient bereid vinden te getuigen, want deze verkeerde meestal in een zeer afhankelijke positie. De hoge doctorskosten waren voor heel wat minder gegoeden aanleiding om recht-streeks advies en medicijnen bij de apotheker te vragen. Om de doctorsvisite uit te sparen kon men ook de toevlucht nemen tot de gepatenteerde middelen als Haarlemmer olie en het Van der Veen's Elixer. De meeste mensen waren echter genoodzaakt hun heil te zoeken bij de reizende meesters, wonderdoctors en kwakzalvers die met veel vertoon hun waar op de jaarmarkten verkochten. De permissie voor deze handel en practijken kon tegen betaling aan het gilde en later aan de plaatselijke commissiën worden verkregen.

Men beoordeelde de geloofwaardigheid van de betrokkene voornamelijk naar diens breedsprakig meegedeelde successen. Bij velen ging overigens de roem al aan hun komst vooraf en meestal waren ze weer vertrokken voordat reclame achteraf kon worden verwacht. Met een dergelijke permissie werd ook wel enkele dagen zitting gehouden in één van de etablissementen van het havenkwartier.

Verder bloeide in West Friesland de niet gepatenteerde kwakzalverij in de vorm van het "belezen" en "strijken" en ook de verkoper van "geheim-middelen" deed goede zaken. Hoewel deze lieden vanuit een vast woonadres werkten, was het niet eenvoudig tegen hen op te treden omdat ze hun klanten beloofden te genezen, mits men in vertrouwen de voorschriften navolgde, geen doctor zou consulteren en geen aangifte zou doen. Klachten over dergelijke practijken kwamen dan ook bij de commissie binnen als "van terzijde vernomen". Maar voor een proces had men getuigen nodig en die lieten het veelal afweten, hetzij door de dood óf doordat zij onder druk van de genezer stonden.

Toch kwam de commissie in 1808 op het spoor van een boer, genaamd Jan Eeke van West-Zwaagdijk, in het gedeelte dat ook wel Zevenhuizen werd genoemd. Hij had zich erop toegelegd met bezweringen breuken te genezen. De commissie zat weer met het probleem een getuige te vinden, maar een jaar later diende zich een slachtoffer aan. Een zekere Verheye had zich met een beklemde breuk tot de hoornse doctoren gewend en na overleg toegestemd in het laten verrichten van een herniotomie, een breukoperatie die een deskundige vaardigheid vereiste.

De familie had echter voordien al de hulp van Eeke ingeroepen en deze "breukenboer" had hen geheimhouding opgelegd en verboden er doctoren bij te halen. De inmiddels door de wanhopige patiënt geconsulteerde geneesheren schreven:

> "Niettegenstaande deze voor ons zo honende en onaangename behandeling, bleven wij uit menschlievendheid gedwongen, volhouden om des lijders naastbestaanden van dit voor den ongelukkige lijder zoo roekeloos bestaan en dwalend voornemen te doen afzien".

Maar hun hulp en advies kwam te laat. Na de dood van de patiënt stelde de commissie een onderzoek in waaruit bleek dat de boer veel breukpatiënten op zijn boerderij ontving. Hij onderwierp hen aan de volgende behandeling: gelaste onmiddellijk de breukband af te doen, verrichtte enkele ceremoniën en eiste tot slot de belofte dat men met niemand over de bezwering zou spreken. Juist dit laatste — de geheimhouding — was bij deze kwakzalversmethode een essentiëel deel van het genezingsproces. Eeke werd tot een boete veroordeeld, maar het was geen reden om zijn praktijk te sluiten. Hij breidde zijn activiteiten zelf nog uit, want tien jaar later werd er weer een proces tegen hem gevoerd wegens het toedienen van pillen en dit stond gelijk aan het uitoefenen van de inwendige practijk. De boerderij ging later over op een zekere Jacob Jong en werd recentelijk door brand verwoest. Tot die tijd werd — onkundig van de historie — een bepaald vertrek in de woning nog altijd aangeduid als "de pillenkamer".

Toen in 1980 de asput van boer Eeke — gedateerd naar de daarin aanwezige kalkpijpekoppen — werd blootgelegd, trof men naast stukjes van breukbanden ook een aderlaatmes voor dieren aan, zodat we kunnen aannemen dat hij ook op dat terrein werkzaam is geweest.

Een andere genezer die in die zelfde tijd door de commissie in de gaten werd gehouden, was een stedelijk beambte en gezondheidsexaminator van exportvee, Jan Spaarkogel. Hij genoot grote bekendheid met het opleggen van een havergort-saffraanpap op ontstoken borsten. Een overwachte confrontatie bij een patiënt met de eveneens te hulp geroepen geneesheer, bracht de borstenspecialist voor de commissie en hij werd tot een boete van ƒ50,— veroordeeld.

Dit waren overigens vrij eenvoudige zaken. De affaire die de commissie omstreeks 1842 te behandelen kreeg in verband met de verkoop van een middel tegen waterzucht door kruidenier Bakker uit de Havensteeg, lag daarentegen zo ingewikkeld, dat er vele foliovellen processenverbaal in gestoken moest worden om tot een uitspraak te komen. Waterzucht was een veel voorkomend verschijnsel waaraan verscheidene ziekten ten grondslag konden liggen. Wanneer bepaalde waterafdrijvende kruiden niet meer hielpen, bestond de therapie uit het regelmatig ontlasten van de

Publicatie tot het weren van kwakzalverij op jaarmarkten.

buikholte door het vocht met een punctie weg te halen; deze ingreep wordt de paracentese genoemd. In die tijd hield de Officier van Gezond-heid van het hoornse militaire .hospitaal, de Infirmerie, een lezing over dit onderwerp voor het Genootschap VUF, waarin hij sprak van 22 puncties in vijf maanden tijds bij dezelfde persoon verricht. Niet iedereen gaf zich zo frequent en welwillend over aan een dergelijke behandeling. Geneesheer G.J. Rijnders wist zijn patiënte, Freule M.E. van Foreest, slechts één maal tot de ingreep over te halen. Nadien weigerde ze zich aan de behandeling te onderwerpen, ze stierf met een grote hoeveelheid vocht in de buik. Het is niet zo verwonderlijk dat men bij deze kwaal de toevlucht nam tot minder rigoreuze middelen. Bakker bood tegen een contract van ƒ3,— per week (!) een uitwendig en een inwendig te gebruiken drank tegen waterzucht aan. Deze flesjes werden bij schoen-maker Bertrand in de Nieuwsteeg in beslag genomen; ze bleken deels betaald te zijn met de levering van een paar nieuwe schoenen. Geneesheer A.H.J. de Bordes was aanklager en overhandigde de verzegelde flesjes aan de Officier van Justitie. Deze gelastte een chemisch onderzoek van de vloeistoffen. Inmiddels hielden de commissieleden zich bezig met een nieuw gerezen probleem. De prijs van het middel was namelijk hoog en het waren dus de wat meer gegoeden die er gebruik van maakten. De

Krantenadvertenties van deze aard waren niet meer mogelijk nadat koning Lodewijk Napoleon bij publicatie van april 1807 bekend had gemaakt dat geen courantier adver-tenties mocht plaatsen van middelen ter genezing van ziekten, welke middelen niet door de Departementale Geneeskundige Commissie waren onderzocht en goedgekeurd.

Plaatselijke Commissie informeerde nu bij de Provinciale Commissie hoe hun opstelling diende te zijn wanneer de in beslagname zich voor zou doen bij de meer gegoede stand. Het antwoord kwam hard aan, want in feite mocht noch de commissie, noch een geneesheer of enige andere geneeskundige autoriteit overgaan tot huiszoeking en in beslagname. Hoewel de patiënt inmiddels was overleden, liet de verkoper zich zijn handel niet zo maar ontnemen. Hij stuurde een rekest aan de Provinciale Geneeskundige Commissie om toestemming te verkrijgen zijn onfeilbaar middel tegen waterzucht te bereiden en te verkopen. Er werd negatief over beslist, maar Bakker ging door met zijn praktijken en zo volgde na overlijden van een volgend slachtoffer weer een procesverbaal. Het onderzoeksrapport van de apothekers gaf aan dat de flesjes samengestelde geneesmiddelen bevatten, waarvan de verkoop alleen aan apothekers was toegestaan. Het strafbaar feit was bewezen en Bakker kreeg de gebruikelijke boete; maar hij bleef het middel onder de toonbank verkopen tegen een prijs waar de boetes bij inbegrepen waren.

Mede als gevolg van de snelle vlucht die in de negentiende eeuw de physico-chemische wetenschappen maakten en de belangstelling waarmee ook de geneesheren deze ontwikkeling volgden, stonden de medische kringen open voor therapieën die gebaseerd waren op bijvoorbeeld de electriciteitsleer of trillingsleer. Het galvanisme in de vorm van het electrificeerapparaat kende veel aanhangers. Een andere vorm van therapie die gelijktijdig opgang deed, was het magnetisme. Doordat de magnetiseurs met het aureool van de wetenschap om zich te werk gingen, waren ze moeilijk onder de noemer van kwakzalver te brengen. Nu zat het de hoornse commissie wel mee toen de magnetiseur die hier zittingen hield, zich ook bezig bleek te houden met de inwendige praktijk. Geen van zijn clienten bleek echter bereid om tegen hem te getuigen. De commissie informeerde vervolgens bij de Inspecteur der directe belastingen of deze man ook het patent bezat voor de uitoefening van zijn beroep. Hij bleek inderdaad het patent betaald te hebben maar — zo zei men — omdat het nieuwe specialisme van magnetiseur niet in de patentwet stond, was het beroep geassimileerd met "arts". De geneesheren waren hoogst beledigd en grepen naar hun laatste wapen. Ze gingen naar de ontvanger van de belastingen en lichtten hem in over de onbevoegde concurrent.

Het is overigens opmerkelijk dat de commissie vooral dié kwakzalvers op de hielen zat, die dodelijke slachtoffers maakten; ze heeft zich daarentegen nooit ingezet om de samensteller van de in de regio zo roemrijke Westfriese fistelpot — genoemd naar de zwerende wonden van diverse oorzaak — te vatten. Dit recept tegen fistelende wonden is thans nog in het bezit van enkele families Ursem en brengt ons terug naar een zekere Nicolaas Ursem, een boer uit Nibbixwoud, die in 1883 overleed en het geheim aan zijn kinderen doorgaf[1]. Het is merkwaardig dat dit bekende en veel gevraagde middel nooit aanleiding heeft gegeven tot klachten bij de Plaatselijke Commissie. Pas na het ontbinden van deze commissie in 1865, werd binnen de kring West Friesland van de Nederlandsche Maatschappij ter bevordering van de Geneeskunst de naam van K. Ursem genoemd wegens het onbevoegd practiseren, echter zonder verdere aanduiding van zijn handelswijze. Twee jaar later maakte men meer ernst met de zaak. De voorzitter van de kring, doctor C.A. van Balen Blanken, zette zich in om deze — in zijn ogen beruchte — Ursem te vervolgen. Het is van Van Balen Blanken bekend, dat hij de geneeskundige stand hoog in zijn vaandel had staan en de praktijken van kwakzalvers moeten hem een doorn in het oog zijn geweest. Zijn lezing voor het Genootschap VUF getiteld "Over het verkeerde in de Volkswaan en de Volksoordelen op het gebied van de Geneeskunde" bereikte wel de leden van VUF die zeker met hem instemden, maar niet de burgerij die er direct baat bij zou hebben. Van Balen Blanken wilde nu daadwerkelijk harder tegen de fistelboer optreden en misschien droeg ook het feit dat hij zelf in zijn jeugd in Wognum nabij deze Ursem woonde daartoe bij. Op zijn voorstel werd de brigadier van de Rijkspolitie jaarlijks beloond met ƒ 5,— voor diens inspanning om toezicht te houden op de geneeskundige praktijken van Ursem.

In 1867 werd de fistelpot onderzocht door een Commissie tot Onderzoek van Geheimmiddelen[2], waarin medici en farmaceuten zitting hadden en het middel kreeg later eveneens aandacht in het werk van C. Bakker over volksgeneeskunde[3]. In geen van beide gevallen werd het met strenge termen veroordeeld; in tegendeel, Bakker gaf zelfs een duidelijke uitleg over de werking en de therapie werd op het voetstuk van de humoraal-pathologie geplaatst, volgens welke theorie de genezing tot stand zou komen door zuivering van kwade stoffen in het bloed.

---

1. K. Molenaar. De fistelpot. Oud en Nieuw, bundel van het Historisch Genoot-schap "Oud West Friesland." 1978.
2. Deze Commissie tot Onderzoek van Geneesmiddelen was in het leven geroepen door de in 1842 opgerichte Nederlandsche Maatschappij ter bevordering van de Pharmacie, in samenwerking met de Nederlandsche Maatschappij ter bevordering van de Geneeskunst. De Commissie heeft slechts gewerkt in de periode van 1865 tot 1867. Ook wanneer in de regionale pers de fistelpot in een wat ongunstig daglicht werd geplaatst, haastte men zich om dit te rectificeren. Zo schreef de redactie van de Enkhuizer Courant (7 maart 1897) naar aanleiding van negatieve uitlatingen in het "Maandblad tegen Kwakzalverij": "Zal het Maandblad dan ook in deze omgeving alle vertrouwen verwerven, dan zal het met meer respect over de fistelpot moeten spreken".
3. C. Bakker. Volksgeneeskunde in Waterland. Een vergelijkende studie met de geneeskunde der Grieken en Romeinen. Paris, Amsterdam 1928.

De samenstelling van de fistelpot is inmiddels algemeen bekend[4]. Klaas Ursem betrok de nodige kruiden van Laurens Schuit Best uit de apotheek "De Groote Gaper" en voegde — naar zijn zeggen — bij het samenstellen de essentie toe.

Veroordelingen vonden nimmer plaats; de fistelpot is nog steeds te verkrijgen en ook nu nog zullen vele artsen in West Friesland beamen dat zij evenals de ontelbare gebruikers ermee hebben leren leven!

4. Idem.

Mannen van wetenschap, verenigd in het Genootschap "Vis Unita Fortior".

Aan het ontstaan van een geneeskundig genootschap rond de wisseling van de 18de naar de 19de eeuw lagen verscheidene redenen ten grondslag. Tot de franse tijd vond men "zijns gelijke" binnen de besloten kring van het chirurgijnsgilde of het Collegium Medicum. Na opheffing van deze instanties was toenadering van deze zo verschillend opgeleide en gegradueerde geneesheren binnen een nieuwe verenigingsvorm mogelijk. Met de oprichting van het wetenschappelijk genootschap vervaagde de scheiding tussen de chirurgijns en medicinae doctoren. Men trachtte zich samen op te stellen tegen de kwakzalvers, beunhazen en andere specialisten van het marktplein en een belangrijke aanzet tot deze ontwikkeling was zeker ook de drang om de geneeskunde op een wetenschappelijker basis te willen beoefenen en tot ontplooiing te brengen.

Bovendien voorzag het genootschap in de behoefte van de geneesheren om naar buiten te treden. Men had hiertoe in de beginjaren van de 19de eeuw zeker mogelijkheden, want de belangstelling van de hoornse geneesheren voor de toen in opkomst zijnde vaccinatie tegen de pokken, bracht hen ertoe om zich met veel inzet te beijveren voor de verplichte gratis vaccinatie die van overheidswege was voorgeschreven aan kinderen van gealimenteerden (de bedeelden).

De plaatselijke onderlinge contacten binnen het hoornse genootschap zouden zich in de regio uitbreiden en zelfs correspondentschappen tot over de landsgrenzen zouden tot standkomen.

In 1805 werd te Hoorn het Geneeskundig Gezelschap onder de zinspreuk "Ter bevordering van de Genees-, Heel- en Verloskunde" opgericht door de genees- en heelkundigen J.G. Repelius, J.W. Sparremaker[1], J. Bleys, D. de Mees en D. Nierop. Voor de inrichting en werkwijze hadden ze hun licht opgestoken bij het Geneeskundig Gezelschap te Alkmaar. Op de wekelijkse bijeenkomsten ten huize van één der leden hield men lezingen en verhandelingen over bijzondere waarnemingen, over heel- en verloskundige problemen of sprak men over gemeenschappelijk aangeschafte boeken. In 1812 kreeg het gezelschap van de burgemeester toestemming om in de Kamer van de voormalige Levantse handel, in de Hoofdtoren, te mogen vergaderen. Nog datzelfde jaar werd in Hoorn een tweede Geneeskundig Genootschap opgericht onder de zinspreuk "In Horto Salubria" (In de weldadige Tuin). Dit gebeurde eveneens door een vijftal geneesheren, te weten A.P. Kuys, J.W. Sparmakering, J.W. van Beuse-

---

1. Genoemde J.W. Sparremaker en de later vermelde chirurgijn J.W. Sparmakering zijn dezelfde persoon. Een dergelijke naamsverwisseling bemerkt men in de genealogie vaker.

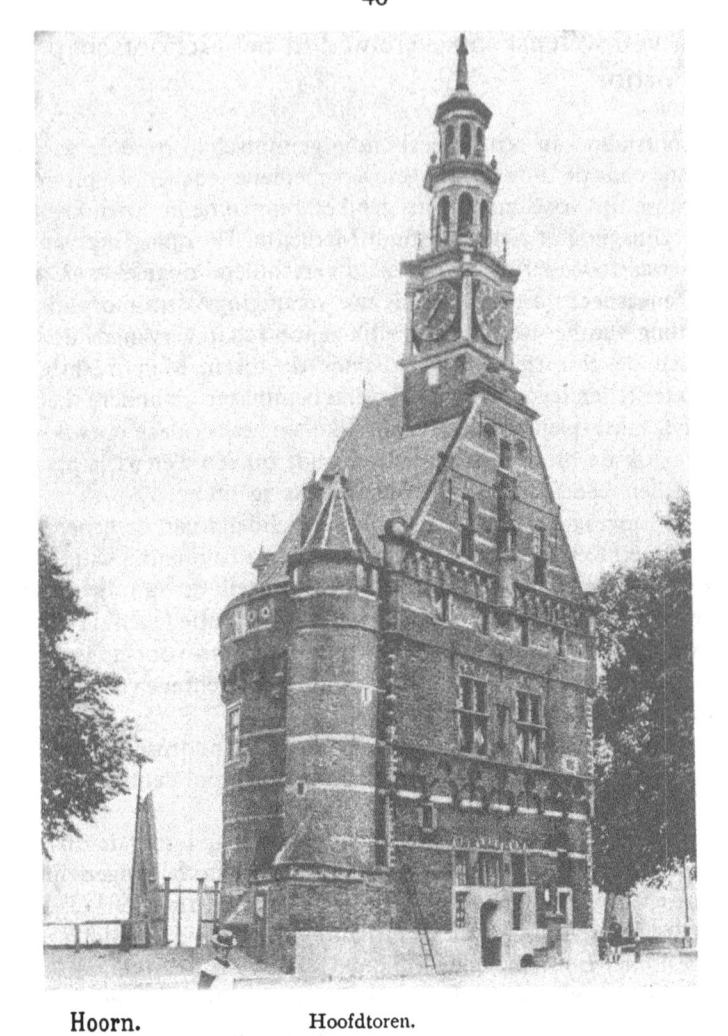

Hoorn.   Hoofdtoren.

Vergaderzaal van het Geneeskundig Gezelschap "Ter bevordering van de Genees-, Heel- en Verloskunde". Hier werden de zittingen voor de pokkenvaccinatie gehouden en gaf men heelkundige hulp aan minvermogenden.

kom, A. de Vries en G.J. Rijnders. De naamgeving verwees naar de vergaderplaats, het tuinhuis van medicinae doctor Kuys aan de Koepoortsweg. De aanleiding tot het oprichten van een tweede genootschap is niet duidelijk, was er soms sprake van enig standsverschil? Uit de kasboeken kunnen we wel opmerken dat het geneeskundig gezelschap tullebanden bestelde, wijn dronk tijdens de vergadering en een pedel in dienst had voor het verrichten van huishoudelijke en bode diensten, terwijl het andere genootschap vergaderde onder het genot van bier en men voor het vergaderlocaal een schoonmaakster huurde.

Gedurende zes jaar gingen beide verenigingen hun eigen weg, dienden het zelfde doel doch beletten elkaar tot ontwikkeling te komen. Hierdoor werd het ideaal van een bloeiend genootschap niet bereikt. In 1818 toonde "In Horto Salubria" in een schrijven aan het mede-genootschap interesse om tot samenwerking te komen en enkele maanden later vond de fusie plaats. In de eerste gemeenschappelijke vergadering waar 12 leden aanwezig waren, besloot men dat ook apothekers lid konden worden. Het Genees-, Heel-, Verlos-, Schei- en Natuurkundig Genootschap had daarmee een bredere basis gekregen en men verkoos het motto "Vis Unita Fortior".

Met veel inzet breidde men de activiteiten uit. Ten behoeve van de stadsarmen werd een vaccinatieplan opgezet en een commissie ging met het theatrum anatomicum van grotere steden tot voorbeeld, de mogelijkheid onderzoeken om in de wintermaanden anatomische en chirurgische demonstraties te geven voor de leerling-chirurgijns en voor betalende toeschouwers. Men verwachtte dat deze publieke anatomische lessen een bron van inkomsten voor het genootschap zouden worden. Van de Heren bestuurderen van het Bedelaarsgesticht — later bekend geworden als de "Krententuin" — kreeg deze Commissie voor de Anatomie de toezegging dat men drie à vier lijken per jaar zou leveren. Er werd een programma ter intekening opgesteld, waarmee de fatsoenlijke stand voor f 5,— de toegang tot het schouwspel kon verkrijgen. Voor leden van het genootschap, burgemeester en hoofdbestuurderen van het Bedelaarsgesticht alsmede voor leerlingen in de chirurgie was de toegang gratis. De intekenlijsten werden aan vooraanstaande burgers van de stad persoonlijk gepresenteerd en verder ter intekening publiekelijk in de koffiehuizen opgehangen. Het was een grote teleurstelling toen bleek dat de belangstelling minimaal was en de intekentermijn moest worden verlengd. Daar ook dit uitstel niet het gewenste effect had, besloot men voor de eerste twee demonstraties de leden elk één gratis introducé te laten uitnodigen. Voorwaarde was echter dat men telkens een ander zou vragen, om zo de belangstelling op te wekken. Verliepen de lessen aanvankelijk naar wens, in 1821 vond een onaangenaam incident plaats. Chirurgijn J.A. Visser Bender had met zijn preparatie het cadaver dusdanig bedorven, dat het voor verdere bewerking voor de volgende demonstrateur niet meer te gebruiken was. Bovendien had hij — ten aanhoren van leerlingen en publiek — zich zeer onrechtmatig geuit tegenover de Commissie tot het houden van Anatomische Lessen. Derhalve werd hem het lidmaatschap van het Genootschap VUF voor enige tijd ontzegd. Het daarop volgende jaar wist men publiek binnen de zaal te krijgen door aan de demonstrateurs twaalf vrijkaartjes te geven, met het voorbehoud dat ze niet aan kinderen zouden worden toebedeeld. In 1824 werd de cursus wegens gebrek aan belangstelling gestaakt en voortaan zou men slechts voor eigen kring demonstraties, preparaties en experimenten houden. Niettegenstaande dit verloop zijn de anatomische lessen toch één der peilers geworden waarop men in 1824 met succes bouwde om voor Hoorn de toezegging te verkrijgen voor de vestiging van een clinische school.

Om zich wetenschappelijk waar te maken, de blik te verruimen en het genootschap tot nationale en internationale roem te brengen, werden naast actieve leden ook corresponderende leden uitgenodigd toe te treden. Dit lidmaatschap stond open voor hooggeplaatste geneesheren zoals leden van plaatselijke en provinciale geneeskundige commissies; ook hoogleraren in het buitenland namen de vererende uitnodiging aan. De correspondentie met hen werd aanvankelijk in de latijnse en later in de franse taal gevoerd.

In 1821 introduceerde T.A. Jorritsma de later voor de krankzinnigenzorg zo verdienstelijke medicinae doctor en vroedmeester J.L.C. Schroeder van der Kolk, die zich na zijn studie in Hoorn had gevestigd. Het was gebruikelijk dat nieuwe leden zich dadelijk actief toonden met het houden van een lezing en zo sprak Van der Kolk in twee vergaderingen "Over de vochten welke van het Bloed worden afgescheiden" en over "De dierlijke grondstoffen uit chemisch en physiologisch oogpunt beschouwd ". Toonde hij zich hierin de physioloog, als anatoom liet hij zich kennen door medewerking te verlenen als demonstrateur bij de anatomische lessen. Bovendien was hij zeer betrokken bij het werk van het "Leesgezelschap" dat zich binnen het genootschap had gevormd. De leden ervan hielden zich bezig met het beoordelen en verzamelen van nieuwe boekwerken op geneeskundig wetenschappelijk gebied. Van der Kolk wist de bibliotheek van het Leesgezelschap uit te breiden door collega's in universiteitssteden aan te schrijven en hen te vragen dissertaties toe te willen zenden. Toen Van der Kolk een jaar later Hoorn verliet werd hem het erelidmaatschap aangeboden.

De maandelijkse vergaderingen vormden voor de leden de hoofdschotel van wat op wetenschappelijk terrein te bieden viel. Op die bijeenkomsten werden ook afspraken gemaakt voor het bijwonen van belangrijke operaties in het Bedelaarsgesticht. Om voorrang bij interessante gevallen te vermijden, gebeurde dit bij toerbeurt. Bijzondere ziekten en aandoeningen werden in de vergadering gedemonstreerd, de therapie werd in gezamenlijk overleg opgesteld en na behandeling werd de patient in de volgende vergadering gecontroleerd. Zo verscheen een vrouw met een ontsteking van de borst vele malen in de vergadering na behandelingen als aderlaten, bloedzuigers, ontstekingwerende middelen, uitwendige wortelpap, calomel toediening en zeemleer op de borst. Mag

TIJDSCHRIFT

VOOR

GENEES-, HEEL-, VERLOS-

EN

SCHEIKUNDIGE

WETENSCHAPPEN,

VAN WEGE HET GENOOTSCHAP

VIS UNITA FORTIOR, TE HOORN.

Uitgegeven door:

A. P. KUIJS, *Med. Doctor.*
G. J. RIJNDERS, *Heel- en Vroedmeester.*
J. S. SWAAN, *Apotheker.*
T. A. JORRITSMA, *Med. et Art. Obst. Doctor.*
J. VAN MARKEN, *Apotheker.*

UITMAKENDE DE KOMMISSIE TER REDACTIE.

EERSTE DEEL.

MET PLATEN.

TE AMSTERDAM,

Bij *A. VINK.*

1823—1825.

Titelpagina van de eerste tijdschrift-uitgave van het Genootschap "Vis Unita Fortior".

het een wonder heten, dat de praktijk van eerder genoemde onbevoegde borsten-specialist floreerde?

Soms werden bij lezingen de leerlingen in de geneeskundige vakken ter lering uitgenodigd, mogelijk ook met de bedoeling om voor de toekomst het ledental van het genootschap veilig te stellen.

Het Leesgezelschap, dat tot taak had publicaties in binnen- en buitenland scherp in het oog te houden, gaf in de vergaderingen verslag over het gelezene en adviseerde tot aanschaf van boekwerken voor hun rondzend-bibliotheek. Ze zorgden er bovendien voor, dat belangrijke verhandelingen van de VUF-leden gepubliceerd werden in het tijdschrift van het Amsterdamsch Geneeskundig Genootschap. In 1823 besloot men een eigen tijdschrift uit te geven onder redactie van A.P. Kuys, G.J. Rijnders, J.S. Swaan, T.A. Jorritsma en J. van Marken. Met gepaste trots werd het eerste nummer aan de burgemeester aangeboden. Hoewel de oplage minimaal was, werd de kwaliteit van het gebodene buitengewoon benadrukt door Jorritsma in zijn verslag van het 25-jarig bestaan van het genootschap. De roem van het genootschap, waarvan buitenlandse geleerden het een eer was lid te mogen zijn, deed een speciale commissie in 1824 de Koning verzoeken het genootschap het praedicaat Koninklijk te willen verlenen. Dit verzoek werd helaas niet gehonoreerd.

Inmiddels bleek dat de kosten van het Tijdschrift te zwaar gingen drukken en de ontwikkelingen daaromtrent hadden een onaangename affaire tot gevolg. Hoewel het Tijdschrift juist mede op verzoek van enkele corresponderende leden in het leven was geroepen om de onderlinge band te versterken, waren weer andere corresponderende leden niet te spreken over de gang van zaken. Hen werd namelijk de verplichting opgelegd om alle VUF-uitgaven af te nemen tegen een vastgestelde prijs; hiertoe behoorde ook het Tijdschrift. Schroeder van der Kolk bedankte met enkele anderen onmiddellijk voor de eer en zond zijn diploma's van werkend en honorair lid terug. Jorritsma toonde zich daarover in de vergadering hoogst verontwaardigd. Gelukkig bracht een bliksemactie die 83 nieuwe leden opleverde, het Tijdschrift weer boven de rode streep. Met het Provinciaal Genootschap voor Kunsten en Wetenschappen in Noord-Brabant kwam men tot uitwisseling van elkaars tijdschriften, die vervolgens onder de eigen leden circuleerden.

In 1832 trachtte Jorritsma nogmaals de titel Koninklijk te verkrijgen en wel met de volgende argumenten:

> "Het Genootschap Vis Unita Forterior wijdt zich in dit Rijk als enige aan de praktische geneeskunde in haar volle omvang, verricht belangeloos kunstbewerkingen aan minvermogenden, bevordert de koepokinenting, houdt regelmatig verhandelingen, verricht experimenten en verzorgt een praktisch tijdschrift, waarmee het 200 corresponderende leden wetenschappelijk op de hoogte houdt".

Ook deze poging was tevergeefs.

Hoewel voorheen geneeskundige genootschappen zich vooral met de zogeheten bespiegelende geneeskunde bezig hielden, werd — zoals Jorritsma ook aangaf — bij VUF meer en meer de nadruk verlegd naar de praktische uitoefening van de medische professie. Zelfs in de vergadering was deze tendens goed merkbaar. De reeds genoemde operaties in het Bedelaarsgesticht hadden hun vervolg in een nabespreking tijdens de vergadering. Zo werd bij een boven de knie geamputeerd been de aantasting van de bloedvaten vastgesteld en in aanwezigheid van bloedverwanten van de patiënt de juistheid van de beslissing om de ingreep bóven de knie te doen, bevestigd. Bijzondere waarnemingen waren altijd welkom; rariteiten en specialiteiten als een blaassteen van 18 loden, een schapekopje met de neus boven de ogen en een gekristalliseerde aardsoort afkomstig uit de tropen, waren onderwerpen waar men graag over discussiëerde. Maar onder de bevolking van Hoorn kreeg het genoot-

Van Wegens de RAAD der Stad HOORN word geadverteerdt; DAT DOOR HET GEZELSCHAP ONDER DE ZINSPREUK TER BEVORDERING VAN GENEES-HEEL & VERLOSKUNDE alhier opgerigt op de edelmoedigste wyze aangeboden zynde om de behoeftige Ingezetenen dezer Stad in alle byzondere gevallen de Genees Heel & Verloskunde speéterende, als mede met het Inënten der Koepokst of OM NIET en gratis van dienst te zyn. De RAAD voorn: met het uiterst genoegen, dit aanbod heeft geaccepteerd en aan voornoemde Gezelschap ter uitvoering van deeze hunne heilzame pogingen het geweeze Bierkantoor op de Bierhuys alhier toegestaan, alwaar alle maandage des smiddags van twaalf tot één uuren, een Commissie uit deszelfs midden zal vaceeren, ten einde alle behoeftige Ingezeteren binnen deze Stad, welke voor zich, en voor hunne kinderen van deze gelegenheid willen gebruik maken, om NIET te helpe.

Mededeling in de Hoornsche Courant over de koepokinenting (1806).

schap toch de grootste bekendheid doordat het vanaf haar oprichting de vaccinatie tegen de pokken, met name bij de bedeelden, propageerde en daadwerkelijk uitvoerde. Deze taak was in veel andere steden toebedeeld aan speciaal daartoe opgerichte vaccinatie-comité's.

Na 1830 zien we een nieuwe ontwikkeling naar voren komen. Het genootschap ging zich bezig houden met het beoordelen en aanschaffen van medische apparatuur. De toestellen werden onderling uitgeleend en tot nut van een ieder en in het algemeen belang gebruikt. Eenmaal per jaar werden de zaken geïnventariseerd. We bemerken hierin de invloed van de zich snel ontwikkelende physico-chemische wetenschappen en we zien de weerslag daarvan op de houding en werkwijze van de geneeskundigen. Men ging ondermeer over tot de aanschaf van een microscoop en een verbeterd aetherisatie-apparaat. De aankopen hadden echter niet plaats voordat men zich bij andere genootschappen had laten inlichten over de practische bevindingen die men daar met het betreffende toestel had.

Ook binnen de bijeenkomsten van VUF werd een nieuwe werkwijze van vergaderen beproefd. Er werden vraagstellingen ter behandeling voorgelegd die op drieërlei wijze besproken konden worden. De vraag kon in een verhandeling worden verwerkt, men kon belangrijke probleemstellingen commissionaal maken en er een verslag over uitbrengen, óf de vraag werd in de volgende vergadering door degene die hem had gesteld zélf beantwoord. Zo kwamen er in vraagstellingen en verhandelingen veel actuele medische zaken aan de orde. De belangrijkste ervan kwamen voor publicatie in het tijdschrift van de VUF in aanmerking. Een beknopt chronologisch overzicht — slechts een keuze — geeft enig inzicht in de ontwikkeling van het geneeskundig denken en handelen van die periode. Er werd gesproken over: Wat is theorie, wat is ondervinding of ervaring, wat is waarneming en zijn theorie en praktijk onscheidbaar? Over de pligten des Geneesheers; Over de kwakzalverij; Over de geschiedenis der scheikunde, de levensschets van Lavoisier; Over de zitplaats der ziel, toegepast op de leer van Gall; Over het vertrouwen der zieken in geneesmiddelen; Over de cholera Aziatica; Over de aard, de oorzaken en de uitwerking der krankzinnigheid; Chemische analyse van het bloed de gal en het exsudaat van een koe aan longziekte overleden; Het onderzoek van kleurstoffen die men op kinderspeelgoed en suikergoed aantreft; Gerechtelijke onderzoekingen.

Dat men de ontwikkelingen in de geneeskunde op de voet volgde, blijkt ook uit de lezing die men kort na de eerste toepassingen van de anaestheseie in Amerika hield onder de titel: "Over het bedwelmen door aether, chloroform en het zogenaamde Oké-makende gas in het algemeen en over het bedwelmen met atropa mandragora, het anaestheticum der Ouden in het bijzonder".

Een neiging tot wat men als een sociale gerichtheid zou kunnen zien, valt na 1850 te herkennen in de aanschaf van boeken als "Geneeskundige Kamergymnastiek" en hierop sloot de lezing "Invloed van de gymnastiek op ademhling, bloedsomloop en spijsvertering" goed aan. Het zich rythmisch bewegen hetzij individueel, hetzij dat men lid was van een turnvereniging, kwam in de belangstelling te staan. Ten aanzien van lichamelijk gebrekkigen werd hier de basis gelegd voor de heilgymnastiek. Gymnastiekonderwijzer Hetterschey kreeg nadien van het stadsbestuur opdracht om aan behoeftige kinderen die — al dan niet als gevolg van zware daaglijkse arbeid — aan rugverkrommingen of algehele spierverslapping leden, correctie-oefeningen te geven. Hij werd hiervoor door het kerkenarmenfonds van de Noorderkerk betaald. Veel pupillen heeft hij niet gehad want men bleef na enkele lessen gehad te hebben zonder opgaaf van reden weg. Zouden toch de weeshuisregenten gelijk hebben gehad? Dezen zagen het nut van conditieverbetering door gymnastiek niet zo zitten, integendeel, het maakte de kinderen maar

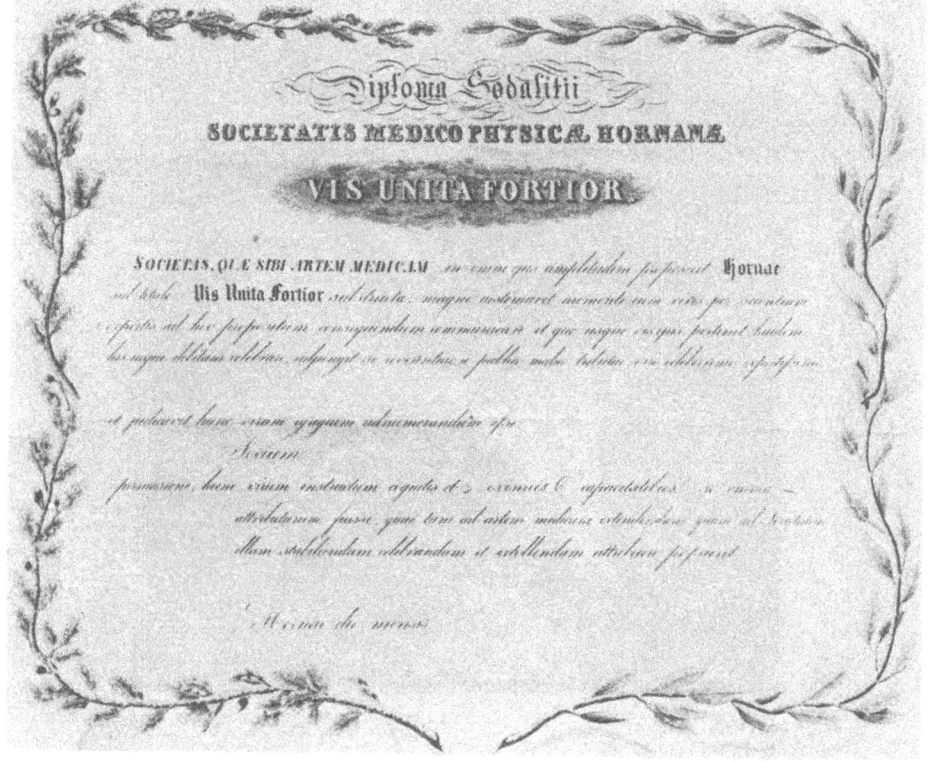

Diploma voor de leden van "Vis Unista Fortior".

hongerig. Niettemin vroegen enkele van deze regenten of de burgemeester een locaal beschikbaar wilde stellen, zodat hun eigen kinderen de gymnastiek zouden kunnen beoefenen; ze kregen daarvoor het gebouw van de oude stadsfabriek toegewezen.

Beschouwen we nu de inhoud van de lezingen die binnen de vergaderingen van het genootschap werden gehouden, dan is daarover — voor zover ze niet in het tijdschrift VUF werden gepubliceerd — vrij weinig bekend. In de notulen vinden we slechts de

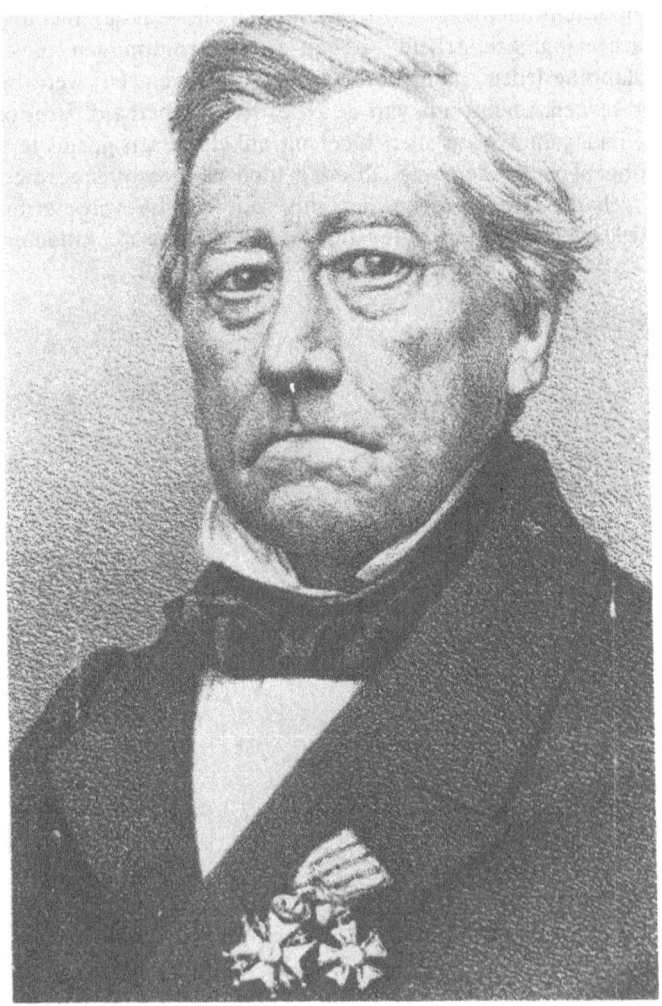

Dr. T. A. Jorritsma.

slotconclusie in een volzin terug. Toch zijn enkele van deze welluidende samenvattingen wel typerend voor de tijd waarin ze werden gesproken. We citeren uit de lezing van J. Koker in 1842: "De afzondering van de krankzinnigen is uit een moreel, physisch en therapeutisch oogpunt veeltijds een eerste schrede tot het herstel dier ongelukkigen. Over de harteloze behandeling in burgerhospitalen zei Jorritsma: "Het is een aanbeveling om steeds, altijd deze klippen jegens zijn lijdende

Daar er in deze angstvolle dagen, geen sprake mag zijn van feestvieringen, van welken aard ook, zoo heb ik de eer UE te berigten: dat ik mijne te Hoorn te houden feestrede op den Jubeldag 1 Julij e. h. niet zal uitspreken; — evenmin die het licht zal doen zien. Als bewijs echter dat ik prijs stel op uwe, mij bij de inteekening gebleken belangstelling in zoodanige, bij Geneesheeren, hoogst geldzame gebeurtenis, waag ik het UE dit portret met gevoelens van dankbaarheid daarvoor aan te bieden.

Dr. Jorritsma.

Arnhem, 18 Junij 1866.

Schrijven van T.A. Jorritsma in antwoord op het verzoek om zijn 50-jarig ambtsjubileum op bijzondere wijze te vieren.

natuurgenoten te vermijden"; en J. Meyer sprak in 1860: "Het gelaat is de spiegel der ziel, hierop drukt de hartstocht haar zegel, zo ook de eerzucht, haat, drift en miskende liefde slopen het lichaam en brengen haar tot een totale vernieling; opvoedingsfouten bederven de toekomstige wereld-burger zedelijk en lichamelijk".

Met al deze eigentijdse zaken die aan de orde werden gesteld, bleef de belangstelling voor het genootschap levendig. In 1847 kwam men echter voor een moeilijke beslissing te staan. Van het bevriende geneeskundig genootschap te Zutphen kreeg men bericht dat deze met enkele andere genootschappen was overgegaan tot de nieuw opgerichte Nederlandsche Maatschappij voor Geneeskundigen en VUF werd uitgenodigd om toe te treden. Tijdens de eerste algemene vergadering van de nieuwe vereniging te Amsterdam werd echter statutair vastgelegd dat artsenijmengkundigen geen gewoon lid konden worden. Nadat de vertegenwoordigers van het genootschap VUF hierover in Hoorn verslag hadden uitgebracht, besloot men na diepgaande discussie niet toe te treden, daar men de broeders apothekers niet voor het hoofd wenste te stoten. Wél betekende het wegvallen van vele corresponderende leden voor VUF de ondergang van haar tijdschrift. Enkele jaren later, in 1852, vormde zich de Westfriese afdeling van de Nederlandsche Maatschappij ter bevordering van de Geneeskunst, waarbij vooraanstaande hoornse geneesheren, lectoren van de clinische school als T.A. Jorritsma, A.H.J. de Bordes en K.J. Broman zich aansloten. Maar ook treffen we bij de lijst van eerste leden namen aan van bekende plattelandsgeneesheren waaronder J. Avis van Hoog-karspel, W. Klots Schardam uit Medemblik alsook W.J.T. Nuyens uit Westwoud. De afdeling ging van start met 17 regionale leden; het genootschap VUF bleef zelfstandig voortbestaan, maar de vergaderzaal van het Oost-Indisch Huis werd vervangen door een kleiner zaaltje en het waren voornamelijk de apothekers die haar trouw waren gebleven. Uit wetenschappelijke interesse abonneerde men zich op het tijdschrift van de maatschappij, maar er werd geen fusie aangegaan. De veranderingen die de wet van 1865 voor de geneeskundige opleiding en beroepsuitoefening teweeg bracht, kwamen ook in Hoorn hard aan. De clinische school werd opgeheven en de Plaatselijke Commissie van Geneeskundig Toevoorzigt moest plaatsmaken voor provinciale inspecteurs. De zorg en onzekerheid over de medische professie was voordien al te beluisteren in een lezing welke door G.A. van Balen Blanken voor de Maatschappij werd gehou-den: "Het wenselijke van eenheid onder de geneeskundigen tegenover den leek, vrijheid in de uitoefening der Geneeskunde en onderlinge Broeder-lijke Trouw". Toen men in 1866 de zo verdienstelijke doctor Jorritsma met zijn 50-jarig artsjubileum wilde huldigen, toonde hij zich geërgerd over de bemoeienis van de overheid met de gezondheidszorg. Hij beantwoordde het voorstel tot huldiging met toezending van zijn portret en een veelzeggend schrijven waarin hij de benaming "geneesheren" benadrukte; dit misschien wel uit reactie op de door Thorbecke in diens wet geïntroduceerde nieuwe titel van "arts".

Het genootschap bleef met een gering aantal leden voortbestaan, het aantal vergaderingen nam af maar de persoonlijke contacten bleven van grote betekenis. Bovendien werd er met ingang van 1896 één maal per jaar een buitengewone vergadering met dames gearrangeerd. Van deze eerste vergadering met echtgenotes, die in het etablissement "De Witte Engel" werd gehouden, verscheen in de Hoornsche Courant een uitgebreid verslag. De lezing van Dr. L. Vuyck uit Leiden over "Verspreiding der planten door zaden en vruchten" had wortel geschoten en het volgend jaar werd een dergelijke bijeenkomst herhaald. Een talrijk publiek volgde de voordracht van Dr. L.T. Reicher over photografie en men vermaakte zich met de daarbij behorende proefnemingen.

In 1905 werden de resterende boeken uit de bibliotheek van het genootschap verkocht in de kring van de Nederlandsche Maatschappij ter bevordering van de Geneeskunst. Het genootschap VUF telde vrijwel geen medici meer; de Maatschappij — die overigens moeizaam van start was gegaan — begon juist over haar kinderziekten heen te komen.

Kwam na 1912 het genootschap niet meer in het Hoorns Jaarboek voor, de bevestiging van haar geruisloos ter ziele gaan, vinden we in de notulen van de Maatschappij van februari 1914. In die vergadering trachtte men een doublure in de aanschaf van röntgenapparatuur bij de drie hoornse ziekeninrichtingen te vermijden. De voorzitter stelde daarbij voor om zich tot het stadsbestuur en tot de oud-leden van het genootschap VUF te wenden, zodat "...het potje van ca ƒ500,— van de overleden vereniging "Vis Unita Fortior" als een basisbedrag beschikbaar zou kunnen komen voor röntgenapparatuur, te plaatsen in het Stadsziekenhuis.

Met dit aandeel in de nieuwe ontwikkeling binnen de gezondheidszorg had het wetenschappelijk geneeskundig genootschap aan haar doel beantwoord.

De Hoornse Geneeskundige School. "...tot glorie van de stad".

Al eeuwen lang boden universiteiten de gelegenheid tot het opleiden van geneesheren. Men sloot een dergelijke studie af met een promotie of men trok naar een universiteit in het buitenland om daar te promoveren en relaties op te doen. Vervolgens kon de geleerde medicinae doctor zich in een van de wat grotere steden vestigen. Zo studeerde de bekende Hoornse geschiedschrijver en geneesheer Theodorus Velius (1572-1630) nadat hij in Hoorn de Latijnse School had bezocht aan de Leidse universiteit philosophie en medicijnen. Hij promoveerde aan de universiteit van Padua en kwam in 1594 weer in Hoorn terug om daar tot zijn dood toe de stad als stadsgeneesheer van dienst te zijn.

De opleiding tot apotheker en chirurgijn daarentegen lag voornamelijk in handen van het gilde, waarbij de stadia van leerling tot meester gevolgd moest worden. Nadat echter de gilden in 1798 tijdens het Bataafse bewind opgeheven waren, ontstond er vooral op het platteland een nijpend gebrek aan geneeskundigen.

Om nu in deze behoefte te kunnen voorzien en om eenheid te brengen in de opleidingen die voorheen door stadskeuren en gildereglementen heel verschillend konden zijn, werd bij Koninklijk Besluit van 6 januari 1823 de oprichting mogelijk gemaakt van geneeskundige scholen[1]. Er werd wel als voorwaarde gesteld dat in de betreffende stad reeds geneeskundig onderwijs werd gegeven in daartoe geschikte gasthuizen. Deze scholen zouden zich speciaal richten op de vakken chirurgie, verloskunde en artsenijbereidkunde. Het is aan de bijzondere inzet van het hoorns stedelijk bestuur en aan de adviezen van leden van het genootschap VUF te danken, dat in de stad een dergelijke instelling tot stand kwam. Uit een voorafgaand inventarisatieverslag van de Stedelijke Geneeskundige Commissie bleek immers dat het St. Jansgasthuis met haar proveniers niet tot de vereiste categorie van gasthuizen kon worden gerekend.

. Een JONGELING, goet kunnende Scheeren, en genegen zynde, om zich verder in de Chirurgie te Hoorn, te oeffenen; adresere zich ten spoedigste, by den uitgever dezer Conrant, of in Persoon, of door gefrankeerde brieven ——

Krantenadvertentie na opheffing van het gilde en voordat de opleiding aan de geneeskundige school mogelijk was (1804).

1. Nederlandsche Staatscourant 11 juni 1823. Zie Provinciaal Blad van Noord-Holland (No 84) Dispositie van den 4 september 1823 no 37, omtrent de oprigting van scholen tot aankweeking van heel- en vroedmeesters en vroedvrouwen.

Daardoor kon de stad in feite niet in aanmerking komen voor een opleidingsinstituut. In het rekest dat men desondanks toch verzond om de school binnen haar muren te krijgen, werd de nadruk gelegd op de anatomische demonstraties, die sinds jaren door het Genootschap VUF werden gegeven; bovendien zou men uit dit genootschap bekwame lectoren kunnen recruteren. Om het ontbreken van een doeltreffend gasthuis te camoufleren werd het Bedelaarsgesticht naar voren gebracht voor het noodzakelijk clinisch onderwijs en tevens zou dit gesticht kunnen voorzien in de nodige lijken voor de anatomie. Een niet minder belangrijk argument was het feit dat de eens zo welvarende handelsstad Hoorn vervallen was tot een armzalige provinciestad en het stadsbestuur rekende min of meer op stimuleringsmaatregelen van de regering om de oude glorie te herstellen; zo zou de stad weer landelijk in beeld kunnen komen. Dat de gebouwen van de voormalige V.O.C. weer van nut zouden kunnen zijn en men daarmee aan de school een goedkoop onderkomen kon bieden, was een gunstige bijkomstigheid. Op 21 mei 1824 viel de beslissing; Hoorn kreeg de school toegewezen en was zo de tweede stad na Haarlem waar geneeskundige scholen zouden worden opgericht, n.l. te Haarlem (1825), Hoorn (1825), Middelburg (1826), Alkmaar (1827), Amsterdam (1828) en Rotterdam (1828). Spoedig werd een vijftal lectoren benoemd, allen praktiserend te Hoorn. Voor de physiologie en materies medica J.G. Repelius, voor ontleed-, heel- en verloskunde G.J. Rijnders, voor pathologie en therapie A.P. Kuys, voor scheikunde en overzicht van de natuurlijke historie J.S. Swaan en voor de artsenijmeng- en kruidkunde J.W. Reyne.

Burgemeester J.C. van de Bloquerij behandelde de zaak met voortvarend- heid en zo kon in september 1825 de Geneeskundige School met veel plechtigheid en een redevoering van lector J.S. Swaan in de Oosterkerk officiëel worden geopend. De voorzieningen waren met geringe kosten en enige rijkssubsidie in orde gebracht. Voor de anatomie benutte men het een en ander van het vroegere chirurgijnsgilde St Cosmas en Damianus. Na het afbreken van de Oude Ooster- of Gevangenpoort waarin de gildekamer gevestigd was geweest, waren de inventaris van de snijkamer en enige preparaten elders ondergebracht. In het zeekantoor van de voormalige Admiraliteit aan het Kerkplein werden nu de theoretische lessen in de anatomie en chirurgie gegeven. De bij dit gebouw behorende bakkerij liet zich goed ombouwen tot laboratorium, doordat er al een pomp en een oven aanwezig was. De Kamer van het Smitsgilde, gelegen boven de oude stadspaardestal, werd tot gehoorzaal gemaakt. Op deze manier vergde de totale inrichting slechts f 976,-. Toch was hiermee de subsidie van f 600,- overschreden en een verzoek van de Haarlemse bloemist Bolerus om een hortus botanicus te mogen aanleggen, moest voorlopig worden afgewezen. Latere verzoeken bij de Provincie om ten

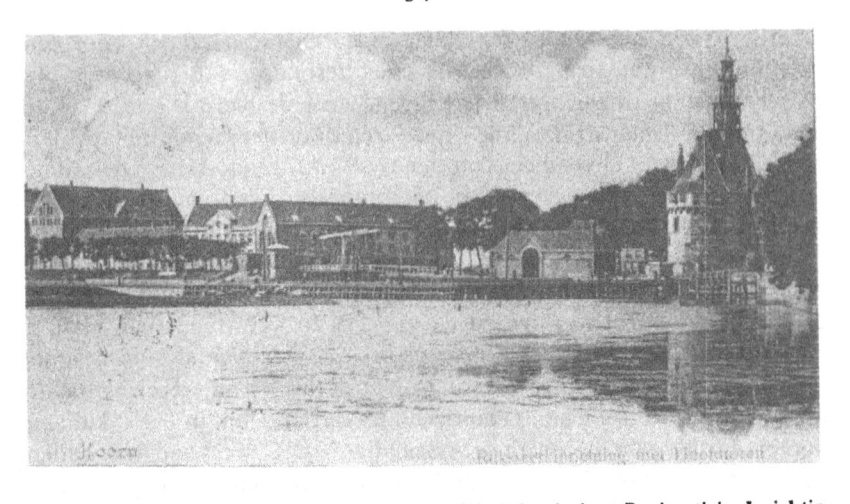

Bedelaarsgesticht, de kliniek van de Geneeskundige School, thans Penitentiaire Inrichtin-gen Oostereiland en de Sluis.

behoeve van het onderwijs op z'n minst een hortus medicus gesubsidiëerd te krijgen, zijn nooit ingewilligd.

De school ging van start met 12 leerlingen, waarvan er twee zich lieten inschrijven voor artsenijmengkunde en de anderen zich voor chirurgie aanmeldden. De toekomstige vroedvrouwen konden volgens de opbouw van het onderwijssysteem pas later in de opleiding geplaatst worden. Voor sommigen van hen werd het collegegeld dat f 25,- bedroeg, door een stadsbestuur betaald; ze werden dan na het examen tot vroedvrouw van die stad aangesteld. Voor de opleiding tot chirurgijn moest men vier jaar de school bezoeken, terwijl de cursus voor apothekers en vroedvrouwen twee jaar in beslag nam. De toelatingsnormen lagen niet hoog en hielden weinig meer in dan dat de kandidaat-leerling goed moest kunnen lezen en schrijven, in het bezit moest zijn van een getuigschrift van onbesproken gedrag en minstens zestien jaar moest zijn. Toch blijkt uit het Album Studiosorum van de hoornse Latijnse School, — het boek waarin per studiejaar de namen van de leerlingen werden geschreven — dat verschei-dene studenten van de Geneeskundige School daar hun vooropleiding hadden genoten. Deze leerlingen bezaten de gewenste basiskennis van het latijn, maar voor het overige bleef het ook voor de lectoren een twistpunt in hoeverre men kennis van het latijn verplicht moest stellen. Het aanstellen van de rector van de Latijnse School, kroniekschrijver C.A. Abbing, loste dit probleem op; hij zou aan de kwekelingen bijles in latijn geven.

De leerlingen werden jaarlijks geëxamineerd. De plechtige zitting van het eerste examen werd besloten met de redevoering: "Dat het vooral de wetenschappen zijn, in deze School beoefend, die de Mensch kunnen leren hoe zich de wijsheid Gods in al Zijne Wetten openbaart".

Met veel lof werden daarna aan de beste leerling van elk examenvak prijsboeken uitgereikt.

Vanaf het begin was het clinisch onderwijs en het onderwijs in de anatomie afhankelijk van het Bedelaarsgesticht. Deze inrichting dateerde uit 1817 en was gevestigd in het gebouw dat vroeger diende tot Magazijnen van de Admiraliteit op het Oostereiland. Om de verordeningen tot bestrijding van bedelarij na te kunnen komen, werden bedelaars opgepakt en naar dit werkhuis gezonden. Inmiddels waren in het kader van een veelomvattend landelijk project ter bestrijding van armoede en tot re-socialisering van armlastigen op initiatief van Generaal J. van den Bosch in het oosten van het land de werkkolonie's Frederiksoord, Wilhelminaoord en de wezeninrichting Veenhuizen tot stand gebracht. Voor bedelaars werden andere maatregelen getroffen. Vanaf 1824 werden de tot werken in staat zijnde bedelaars met het Zwolsche Veer van Hoorn overgebracht naar de Ommerschans, een voor dat doel verbouwd fort bij Dedemsvaart. De selectie vond plaats in het Bedelaarsgesticht; zieke en invalide bedelaars bleven in Hoorn achter en vielen volgens de stadsreglementen onder de geneeskundige voorzieningen voor armlastigen. In feite dienden velen van hen zowel voor als na hun dood tot nut van de Geneeskundige School. Het vervoer van cadavers van het Oostereiland naar het leslokaal aan het Kerkplein gebeurde per handkar en schijnt aanleiding gegeven te hebben tot een incident. Men moest voortaan dit vervoer aan de politie melden, zodat toezicht mogelijk was.

Toen in 1829 het Bedelaarsgesticht werd opgeheven, kregen de gebouwen de bestemming van Huis van Correctie. Hoewel er geen overeenkomst bestond, hadden ook hier de leerlingen toegang om onder deskundige leiding de zieken te bezoeken en te behandelen. Een andere mogelijkheid om aan het ziekbed kennis op te doen, werd geboden door de militaire autoriteiten van het soldatenhospitaal, de Infirmerie, waar kwekelingen samen met de Officier van Gezondheid de zaalvisites mochten meelopen.

Voor de praktische verloskunde was men aangewezen op de stadsarmenpraktijk van de stadsvroedvrouw; men volgde haar op weg naar zwangere vrouwen uit de behoeftige stand. Zowel de vroedvrouw als de kraamvrouw waren maar weinig gesteld op de aanwezigheid van de toekomstige vroedmeesters en vroedvrouwen. Dit leidde tot problemen in de continuëring van het praktisch verloskundig onderwijs. De behoeftige kraamvrouwen waren "als de dood" om in handen van de studenten te vallen. Bovendien werd er nog al eens tussen stadsvroedvrouwen en lectoren geruzied over allerlei zaken en werden er over en weer klachten bij de Plaatselijke Geneeskundige Commissie gedeponeerd. De problemen liepen hoog op maar de burgemeester kon of wilde geen dwingende maatregel treffen om de stadsvroedvrouw te verplichten meerdere leerlingen te laten assisteren. Lector A.H.J. de Bordes probeerde toen langs een andere weg de praktikanten aan verlossingen te helpen. Hij vroeg de Dames Regentessen van het Genootschap van Moederlijke Weldadigheid — een op de ideeën van Napoleon gebaseerde instelling, die het welzijn van de behoeftige kraamvrouw behartigde, de vaccinatie propageerde en de borstvoeding verplichtte — of zij de weigerachtige kraamvrouwen niet konden dwingen door de bedeling aan hen te beperken. Het antwoord van de regentessen luidde: "Het is niet de geest van het Genootschap om behoeftige zwangere vrouwen met het verminderen van de toch al niet te grote gift te dwingen zich door de jongelieden die aan de Clinische School verloskunde beoefenen te laten helpen".

De apothekersopleiding verliep al evenmin zonder strubbelingen. Lector Reyne besteedde weinig aandacht aan de lessen, dit tot grote ergernis van zijn collega's. Ook bleek het hem moeilijk de orde in de les te handhaven. Als gevolg daarvan werden leerlingen geschorst aan wie hij dan vervolgens privé-lessen ging geven! In deze gespannen sfeer hielpen geen bemiddelingspogingen meer van de burgemeester en nadat Reyne ook nog verwikkeld raakte in een proces wegens het onbevoegd uitoefenen van de geneeskunst, nam hij ten slotte min of meer gedwongen zijn ontslag.

Toch heeft de school met beperkte middelen en mogelijkheden geruime tijd naar wens gefunctioneerd. De jaren rond 1835, met aanmeldingen van meer dan 20 leerlingen, moeten tot de bloeiperiode worden gerekend. Enkele leerlingen vroegen zelfs het auditorium, de gehoorzaal, te mogen gebruiken om buiten de collegetijden wetenschappelijke discussies te houden. Het verzoek werd afgewezen en Hoorn heeft dus geen studentenvereniging gekend. In 1842 ontving de school de Gouverneur voor Noord-Holland tijdens diens werkbezoek. Deze moest zich oriënteren in verband met plannen voor een nieuwe staatsregeling binnen de gezondheidszorg. Uit het verslag dat de lectoren op zijn verzoek samenstelden, blijkt dat tot op die datum 126 leerlingen zich hadden laten inschrijven. De uiteindelijke wetgeving van Thorbecke in 1865 wierp haar schaduw reeds vooruit. Na 1842 raakten de geneeskundige scholen betrokken bij de reorganisatieplannen van de Commissie Thorbecke. Dit liet zich in Hoorn aanvankelijk gevoelen in de vorm van drastische bezuinigingsmaatregelen. De lectoren moesten op allerlei wijze "inleveren". De gelden die zij met het geven van privaatonderwijs verdienden, moesten in de schoolkas worden gestort en van het honorarium werd voortaan slechts twee-derde uitbetaald. Van het resterende derde ging twee-derde eveneens naar de schoolkas en het restant bleef weer beschikbaar voor de lectoren om hen tot ijver voor de school aan te zetten, als een soort prestatieloon. Het was inderdaad een feit dat bij de later benoemde lectoren een verminderde inzet aanwezig was. De benoeming strekte zeker tot eer, maar verscheidene malen werd enige tijd later elders een werkkring aanvaard. Het enthousiasme van het eerste uur was verdwenen. Na 1850 nam het leerlingental met de jaren af. De nieuwe geneeskundige wetten die op stapel stonden en die aan het voortbestaan van de scholen deden twijfelen, droegen daartoe zeker bij. Een sterke daling van het aantal leerlingen viel te verwachten toen in 1861 te Amsterdam de Rijkskweekschool voor Vroedvrouwen werd geopend. Volgens afspraak namen de clinische scholen van Haarlem en Alkmaar geen vrouwelijke leerlingen meer aan. Hoorn bleef echter — tegen de voorschriften in — aan vroedvrouwen les geven om toch maar het geringe leerlingenaantal (negen) zo groot mogelijk te doen zijn. Zelfs in 1865 toonde men zich schijnbaar blind voor de dreigende sluiting, die nog datzelfde jaar plaats zou vinden. In het jaarverslag over 1864 liet de Plaatselijke Commissie zich als volgt over de Geneeskundige School uit:

"Voor de practische ontleed- en heelkunde stonden den lector Aghina wederom een genoegzaam aantal cadavers ten dienste, terwijl de stadsarmenpractijk den leerlingen genoegzame gelegenheid aanbood de theorie te toetsen aan de practijk en zich voor hunne bestemming aan het ziekbed te oefenen. Staat echter ambulatorische kliniek, hoe goed op zichzelve ook, verre achter bij kliniek in daartoe ingerichte Gasthuizen, met vreugde kunnen wij mededelen dat het Gasthuis hier ter stede sedert eenige tijd in aanbouw bijna geheel voltooid is en door zijne fraaie aanleg een waar sieraad voor onze stad en een grote aanwinst voor onze School zal zijn".

De vreugde zou maar van korte duur zijn. Met het aannemen van de geneeskundigen wetten was het vonnis over school geveld. Gedeputeerde Staten wees het stadsbestuur erop dat tot sluiten van de school moest worden overgegaan. In de raadsvergadering van 3 november 1865 viel dit besluit tot opheffing van de Geneeskundige School. Aan de nog docerende lectoren A.H.J. de Bordes, G.J. van Hoolwerff, J.J. Aghina en G.H. de Feyfer werd eervol ontslag verleend.

Tabel: *Lectoren aan de geneeskundige school te Hoorn* (Alfabetisch).

J.J. Aghina	1862-1865	Anatomie en heelkunde
A.H.J. de Bordes	1840-1865	Verloskunde en fysiologie
	1858-1865	Materies medica, pathologie en therapie
K.F. Broman	1848-1862	Anatomie en chirurgie
G.H. de Feyfer	1862-1865	Materies medica, pathologie en therapie
G.J. van Hoolwerff	1850-1865	Scheikunde, natuurlijke historie, artsenijmengkunde en kruidkunde
H.J. Hooghwinkel	1840-1848	Anatomie en chirurgie
T.A. Jorritsma	1830-1857	Fysiologie en materies medica
	1832-1857	Pathologie en therapie
J. Korver	1827-1850	Scheikunde en natuurlijke historie
	1838-1850	Artsenijmeng- en kruidkunde
A.P. Kuys	1825-1832	Pathologie en therapie
J.G. Repelius	1825-1830	Fysiologie en materies medica
J.W. Reyne	1825-1838	Artsenijmeng- en kruidkunde
G.J. Rijnders	1825-1839	Anatomie, heel- en verloskunde
J.S. Swaan	1825-1826	Scheikunde en natuurlijke historie
P. Verkade	1860-1862	Materies medica, pathologie en therapie

Het Stadsziekenhuis, "... om in een behoefte te voorzien".

Het middeleeuwse Godshuis of Heilige Geesthuis, waar gastvrijheid werd verleend aan armen, behoeftigen en passanten, heeft zich in de loop der tijden in drie richtingen ontwikkeld. Met name in de grote steden werd het tot gasthuis voor arme zieken. Daarnaast kon het zich richten op de verzorging van behoeftigen, armlastigen, bejaarden of wezen. In het reisjournaal van de hoornse Jan Martensz Merens komen we een dergelijke armeninstelling uit 1600 tegen[1]. Ten slotte kwam uit het godshuis een instelling voort, maar valide bejaarden met bepaalde inbreng aan kapitaal of goederen, dan wel door het verrichten van arbeid zich voor het leven het recht verkregen op inwoning en daaglijkse voeding. Deze proveniers of costcoopers vinden we in Hoorn al heel vroeg in diverse tehuizen vermeld. In het begin van de 15de eeuw kenden de hoornse vrouwenkloosters al dit gebruik van inkoop. Toen na 1500 langzamerhand de lepra verdween, werden bij de leprozerie aan het Keern de plaatsen van de leprozen ingenomen door proveniers, die zich op deze wijze een oudedagsvoorziening kochten. Na sluiting van de leprozerie gingen in 1668 deze bejaarden over naar het St. Pietershof.

Ook het St Jans Gasthuis was vanaf de 16de eeuw hoofdzakelijk door proveniers bewoond, waarvan na de reformatie de inkomsten aan de stad toekwamen. Terwille van het economisch beleid was de leeftijdsgrens tot toelating vrij hoog; voor vrouwen gold de leeftijdsgrens van 45 jaar en voor mannen was deze op 50 jaar gesteld. Bij inkoop op jongere leeftijd werd van de gegadigde een hoog bedrag gevraagd om het risico van een lange verzorgingsperiode te dekken.

Het beleid bij dit proveniersschap laat zich ook verduidelijken aan de toelatingsvoorwaarden in 1784: "... ouden voor jongeren, burgeren voor vreemden en miserabele personen voor allen die met mindere kwalen bezocht zijn". Zoals gebruikelijk bij de oude mannen- en vrouwenhuizen, weeshuizen en andere gestichten van liefdadigheid, was ook aan het St Jans Gasthuis een chirurgijn verbonden. Hij werd door het stadsbestuur aangesteld op een tractement van f 120,- per jaar. Volgens de hem

---

1. A. Merens. De reis van Jan Martensz Merens door Frankrijk, Italië en Duitsland, anno 1600.
"Ick was gelogeert à la Rue de Flandren, in "De Vergulden Leeuwe", alwaer ick sach een aerdiche schilderije van een alquemist met sijn huys gesin, die door deselve const alle sijn middelen geconsumeert ende dienvolgens vrou ende kinderen naer het gasthuys brachte, ende stont onderaen den lijst met vergulde letteren:
Soufflez enfans je vous prie
Et ne soyez pas trop brutal
Car la Science de l'alcomie
Est le droict Chemin de L'hospital.

betreffende instructie van 1805 behoorde hij elke dag tussen negen en tien uur bij het Gasthuis langs te komen om te vernemen of er zieken onder de proveniers waren. Bij ziekten van ernstige aard moest hij de stadsdoctor in consult roepen. In een tijd van bittere armoede en een lege stadskas zullen we het derde artikel van de instructie wel met een korrel zout moeten nemen, de chirurgijn werd daarin namelijk gehouden de patient beter geschikt voedsel voor te schrijven wanneer de spijze van het huis schadelijk werd geacht voor de zieke. Van een diëetkeuken was zeker nog geen sprake!

Slechts onder bijzondere voorwaarden kon opname van zieken uit de stad worden toegestaan. Het verzoek daartoe ging echter niet uit van de chirurgijn, maar van de gasthuisvoogden of van het stedelijk bestuur; besmettelijk zieken, ongeneeslijk zieken en zwangere vrouwen waren van opname uitgesloten en de chirurgijn trad daarbij adviserend op. De zieken die ter genezing in het Gasthuis kwamen en herstelden, verbleven ook min of meer op proveniersbasis, want bij vertrek moest men zeven stuivers per dag betalen voor het verblijf.

Uit de volkstelling die in 1830 te Hoorn werd gehouden, kunnen we ook de hoge leeftijd van de bewoners nagaan. Het Sint Jans Gasthuis werd bewoond door vier personeelsleden, namelijk de binnenvader, de binnenmoeder, een dienstmeid en een dienstknecht. Verder woonden er 25 proveniers, waarvan de gemiddelde leeftijd 70 jaar was, variërend tussen 61 en 80 jaar. Met deze gegevens kunnen we wel vaststellen dat aan dit gasthuis geen functie als ziekenverzorgende instelling meer kon worden toegeschreven. Toen zich in 1822 een pokkenepidemie voordeed, liet het gebrek aan een ziekenverpleging zich danook sterk gevoelen. De Plaatselijke Geneeskundige Commissie richtte een schrijven aan het stadsbestuur om van staatswege een locaal te mogen inrichten "...waar voorwerpen behept met kwaadaardige of besmettelijke ziekten en welke in een hoogst armoedige en hulpeloze toestand zich bevinden, ter genezing kunnen gebracht worden".

Het antwoord dat jaren op zich liet wachten, kwam na de ernstige epidemische ziekte van 1826, die met name in Hoorn zeer veel slachtoffers had geëist[2]. Er waren nu zo veel lijders aan slepende ziekten en gebrekkigen in de stad, dat de burgemeester het hoogst nuttig achtte voor deze lijders een stadsziekenhuis op te richten. Hij gaf een commissie opdracht een plan te beramen om het voormalig West-Indisch Huis aan

2. a. G.J. Mulder, J.M.A. Roelants.
Bijdrage tot de geschiedenis der thans in ons land heerschende ziekte. Mensing en Van Westreenen, Rotterdam, 1826.
b. T.A. Jorritsma.
Beknopt verslag van de ziekten welke te Hoorn zowel als te Sneek waargenomen zijn. A. Vink, Amsterdam, 1827.

1^e Verdieping

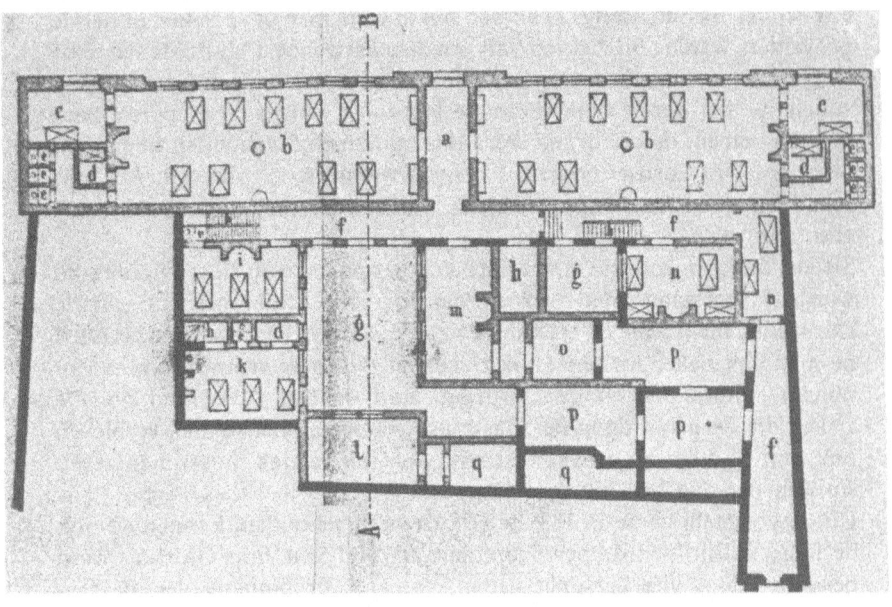

RENVOOI
1^e Verdieping

a	Vestibule of Gang	g	Open plaatsen	n	Kamer voor afgezonder-
b	Ziekenzalen	h	Trappen		de vrouwen
c	Verbandkamers	i	Kraamkamer	o	Kamer van den Huis-
d	Oppasserskamers	k	Kamer voor besmette-		meester
e	Privaten		lijke Zieken	p	Zolder
f	Gangen	l	Linnenkamer	q	Plat
		m	Commissiekamer		

Verbouwingsplan van het Zeekantoor tot Stadsziekenhuis.
Twee afdelingen van de eerste etage werden het eerst in gebruik genomen, n.l. de kamer voor besmettelijke zieken, tijdens de cholera-epidemie van 1866 en de kamer voor afgezonderde vrouwen, waarin als gevolg van de Gemeentewet van 1851 zieke prostituées moesten worden opgenomen.

de Binnenluyendijk tot ziekenlocaal in te richten. De stukken voor dit plan tot de bouw van het zogeheten "Nosocomium" kwamen snel op tafel en daar waren wel redenen voor. Door genoemde epidemie en algemene armoede was het aantal zieken in de stad sterk toegenomen. Dezen kwamen voor de geneeskundige hulp en ook voor de bedeling ten laste van de stad. Om dit te kunnen blijven bekostigen zocht men naar voorzieningen die voordeliger zouden uitvallen. Bovendien speelde de behoefte aan een inrichting waar clinisch onderwijs gegeven kon worden aan de leerlingen van de clinische school, die twee jaar voordien was opgericht, een niet onbelangrijke rol.

Het verbouwingsplan van het West-Indisch Huis toonde op de eerste verdieping twee vrouwenvertrekken, één voor zieken en één voor kraamvrouwen, daarnaast bevond zich de kamer van de geneesheer en het woonvertrek van de huisvader en huismoeder. Via de keuken kwam men in het kelderverblijf, dat geschikt werd geacht voor chirurgische manlijke patiënten; dit vertrek liep uit op het dodenhok. Op de tweede verdieping trof men een kamer aan voor 10 zieke vrouwen en daarnaast was nog ruimte voor 16 mannelijke patiënten. De tijd scheen gunstig voor het realiseren van de plannen want in 1830 verscheen een dispositie, waarin Gedeputeerde Staten adviseerden behoeftigen met ongeneeslijke kwalen op te nemen in inrichtingen, "... daar dit voor hun doelmatiger is dan de gewone bedeling". Waar zo'n inrichting niet bestond, werd aanbevolen middelen te zoeken om deze op te richten. De onmiddellijke uitvoering van het plan werd echter opgehouden doordat de hoornse geneesheren zich gingen beraden over de gevolgen, die het ziekenhuis voor hen zou meebrengen. Zij wilden een zeer streng reglement opstellen teneinde misbruik te voorkomen. Men ging er namelijk vanuit dat vele nalatigen in betaling van dokterskosten gebruik zouden gaan maken van het ziekenhuis. De doctoren ontwierpen toen een onderling contract, dat hen verplichtte om zodanige personen niet te behandelen, die sedert enkele jaren bij één van hen debet stonden. Stadsgeneesheer M.C.J. van den Kerkhoven van Groenendijk tekende niet omdat hij zich aan het reglement voor de stadsdoctor had te houden, maar chirurgijn en vroedmeester G.J. Rijnders — die verbonden zou zijn aan het ziekenhuis —, werd echter wel geacht zich niet aan het contract te onttrekken. Rijnders wenste toen vernietiging van het contract omdat hij voor alles stelde, dat ieder de vrijheid moest behouden om naar eigen goeddunken te handelen en te behandelen.

Geschillen zijn nooit aan de orde gekomen, want in 1831 oordeelde Burgemeester en Wethouders het wegens de bijzondere tijdsomstandigheden — de oorlogssituatie in de zuiderlijke Nederlanden — niet wenselijk verder op de plannen van het ziekenhuis in te gaan. Wel werd een jaar later het West-Indisch Huis provisorisch ingericht om tijdens de cholera epidemie patiënten op te nemen. Deze epidemieën waren altijd van vrij korte duur en vormden geen direkte aanleiding om definitieve ziekeninrichtingen te bouwen. Na het wegtrekken van de ziekte werden de kribben en andere goederen opgeslagen in een bergruimte tot zich de noodsituatie weer voordeed.

Zelfs de lectoren van geneeskundige school — die toch na opheffing van de Bedelaarsgesticht met het klinisch onderwijs in de problemen waren gekomen — konden evenmin voldoende invloed aanwenden om een ziekenhuis van de grond te krijgen. Het stadsbestuur wist steeds in een noodoplossing te voorzien, zoals het toelaten van leerlingen tot de militaire Infirmerie of tot het Huis van Correctie.

Pas in 1860, toen het voortbestaan van de geneeskundige school ernstig werd bedreigd, nam het stedelijk bestuur in snel tempo de noodzakelijke besluiten om het Zeelocaal van de Admiraliteit gelegen aan het Kerkplein te verbouwen en daar voorzieningen in te treffen, zodat er naast de theoretische lessen die er reeds aan de leerlingen van de school werden gegeven, ook onderwijs aan het ziekbed kon plaats vinden.

Een gunstige bijkomstigheid was de invoering van de gemeentewet van 1851. Deze wet noodzaakte het stadsbestuur de voorschriften op de contrôle van syphilitische vrouwen na te leven. Een isolatiezaal was daartoe een eerste vereiste en Hoorn had daar als garnizoens- en havenstad zeker behoefte aan. Voor dit doel werd met voorrang een gedeelte van het geplande ziekenhuis gereserveerd. De verbouwing begon in 1862 onder ingenieur H. Linse en zou drie jaar in beslag nemen. De stad had de financiële middelen weten te vinden in de jaarlijkse opbrengsten uit de goederen van het in 1844 opgeheven Sint Jan's Gasthuis. Uiteraard moest ook het Kerkenarmenfonds van de Noorderkerk haar bijdrage leveren in de exploitatie van deze instelling die ten behoeve van de armenzorg tot stand was gekomen. De verbouwingswerkzaamheden leverden wel wat ongemakken op. De lessen van de geneeskundige school werden voor een deel verplaatst naar het Huis van de Oost-Indische Compagnie, maar de stadsdoctor en stadschirurgijn die hun zittingen voor lopende patiënten nog in het gebouw hielden en wegens overlast om een nieuw locaal verzochten, kregen te horen dat zij zich er maar in moesten schikken.

Naarmate de bouw vorderde, werd inmiddels een commissie actief, bestaande uit architect H. Linse, stadsgeneesheer A.H.J. de Bordes en een lid van het stadsbestuur W.C.J. de Vicq. Zij zouden zich bij ziekenhuizen in Den Haag en Alkmaar gaan oriënteren over de inrichting en het beheer van het ziekenhuis. Het lijvig rapport dat werd uitgebracht, was gebaseerd op het zeer geslaagde bezoek aan het in 1862 gebouwde gemeenteziekenhuis van Den Haag; informatie in Alkmaar achtte men toen niet meer nodig. De excursies naar Den Haag hadden duidelijk tot doel om al wat nuttig en mogelijk was hier in Hoorn over te nemen. Maar de commissie rapporteerde nog meer! Met trots constateerde men dat in hun ziekenhuis een hijstoestel op de eerste verdieping zou worden aangebracht, terwijl men in Den Haag om economische redenen — en naar men aldaar zei "om de patiënt niet te beangstigen" —, had volstaan met het voor ziekenvervoer geschikt maken van de traphelling. Verder bracht de hoornse commissie hun primeur naar voren van beweeglijke bovenramen, waardoor een uitstekende ventilatie bereikt werd van de ruime, frisse zalen en privaten. Deze zalen waren geschikt voor negen

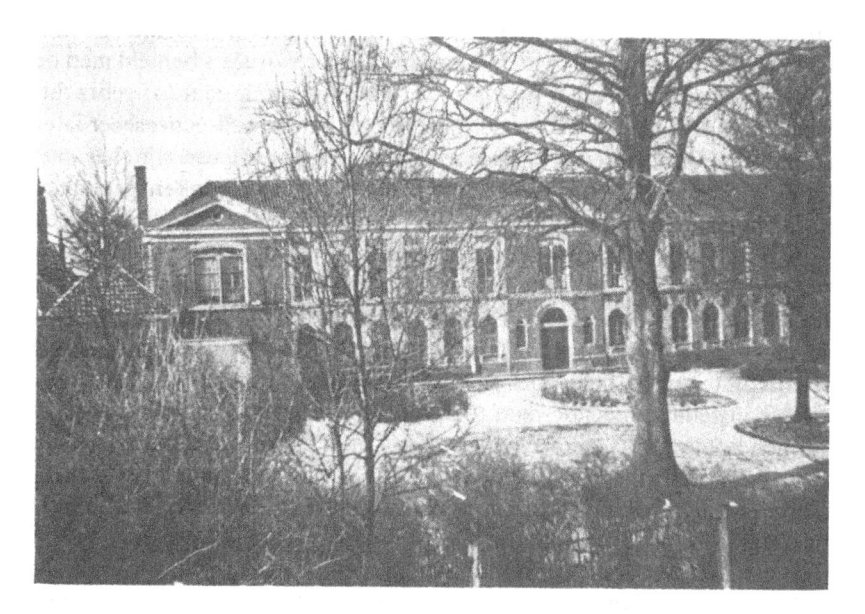

Het stadsziekenhuis.

patiënten en zouden door genoemde voorziening in geval van nood door veertien personen kunnen worden benut. Het aantal van negen was nauwkeurig berekend op de beschikbare kubieke ellen lucht die per patiënt in de zaal noodzakelijk werd geacht en waarvoor in die tijd de term "luchtquantum" werd gebruikt. Vergeleken met de gemiddelde waarden in Engeland (52) en Frankrijk (45), kon Hoorn (45) best meekomen!

Het totaal aantal bedden bedroeg 50, verdeeld over twee mannenzalen (18) en twee vrouwenzalen (18), vier twee persoonskamers, een drie persoons kraamkamer, een driepersoonskamer voor besmettelijk zieken en apart hiervan de opnamemogelijkheid voor een viertal patiënten lijdende aan venerische ziekten. De indeling in klassen zoals dit in Den Haag het geval was, ging voor het armenziekenhuis niet op. Toch werd de mogelijkheid open gehouden om betalende patiënten op te nemen en daarvoor werden in principe de kleinere kamertjes op het einde van de zalen gereserveerd. Het nieuwe Haagse ziekenhuisbed, gemaakt van ijzer, kreeg bijzondere aandacht. De kribben die ten tijde van een eerdere cholera-epidemie hadden gediend en opgeslagen stonden, werden door de ijzeren bedden vervangen, een stoel, een open beddentafeltje en een waterpo completeerden de patiëntenvoorziening. De verwarming werd bereikt met Sterkman kachels — ook naar het voorbeeld van Den Haag — omdat economisch berekend het energieverbruik met 90 turven per 24 uur zeer gunstig lag. Een uitzondering op deze inventaris vormde de zaal voor "afgezonderde vrouwen". Voor de zieke prostituée's behield men de oude cholerakribben en er was geen verwarming op de zaal aangebracht. De omstandigheden waren er dermate slecht, dat de stadsgeneesheer later de regenten om betere voorzieningen vroeg ten behoeve van zijn therapie. In de gangen werden cocoslopers gelegd en enkele banken geplaatst, zodat herstellenden zich daar konden ophouden. Hoewel het nog geen dagverblijf was, noemde men deze ruimten in haagse stijl, de reconvalescenten corridors of wel de wandelgangen voor herstellenden. Ook voor het financiëel beheer werd Den Haag tot voorbeeld genomen, want de exploitatie bleek daar met een verpleegprijs van ruim f 1,- per dag voordelig te zijn. Hoewel het gasthuis te Hoorn veel kleiner was dan de haagse instelling, meende men toch met een bedrag van f 5000,- rond te kunnen komen, mits enkele kosten als het onderhoud van de gebouwen er buiten zouden vallen. Ook het feit dat de geneesheer buiten het ziekenhuis woonde, droeg bij tot een gunstige exploitatie. Het beperkt aantal zieken zou van hem slechts een gedeeltelijke dagtaak vergen.

Het daaglijks beheer kwam in handen van een echtpaar, bij wie de taakverdeling zó lag, dat de man het hoofd was van de administratie en van de verpleging van de manlijke patiënten, terwijl zijn vrouw de leiding had over zaken als keuken en linnenkamer en daarbij nog de contrôle uitoefende op de ziekenzorg voor de vrouwelijke patiënten. Hun gezamenlijk inkomen zou f 600,- bedragen plus vrije kost en inwoning. Er werd nadrukkelijk op schrift gesteld dat de stadsapotheker A. de Coole, die zijn voorzieningen van de stadsapotheek voor armen in het belendende en bijbehorende pand had, zo min mogelijk tot het inwendig beheer mocht worden toegelaten en dat daarover een duidelijke instructie moest komen. Er hadden zich tijdens de verbouwing enkele problemen met hem voorgedaan en men adviseerde nu zelfs om bij de benoeming van de beheerder naar een persoon te zoeken die de apotheker de baas zou kunnen blijven. De gedachte ging uit naar een militair, bijvoorbeeld een gewezen suppoost van de Infirmerie. De apotheker moest beslist de tweede bewoner van het huis zijn, dat hij daarbij uit de pot mocht mee eten liet men hem als een profijt toekomen, maar hij mocht er geen voorrechten aan ontlenen.

Als vast personeel zou men twee manlijke en twee vrouwelijke oppassers aannemen en de hulp voor de linnenkamer zou slechts voor een enkele dag per week worden aangesteld. Op de zolder werd wat ruimte voor hun verblijf afgeschot. Bij een bezetting van meer dan twee zalen zouden tijdelijke krachten worden gehuurd voor bewaking: "De ondervinding zal moeten leren hoe dit te regelen". Van een opleiding in de ziekenverzorging was bij de oppasssers dus geen sprake. Het enige voorschrift dat hen werd gegeven, was dat ze zeer goed moesten toezien, dat bij contacten van patiënten met bezoekers geen voedsel of drank mocht worden uitgewisseld. De goede adviezen van de doctoren zouden door deze invloed van buiten te sterk geschaad kunnen worden in het nadeel van de patiënt! Over de beheersvorm werd op grond van de financiering uit speciale fondsen — van het Sint Jan's Gasthuis en het Kerkenarmenfonds — besloten, dat het een burgerinrichting zou zijn, beheerd door een bestuur van vijf regenten die — om haar met de stedelijke regering te binden —, door de Raad zouden worden benoemd. Daaruit kwam ook de vraag naar voren of niet de naam van het oude gasthuis aan de inrichting zou moeten worden verbonden. Met stond echter achter het voorstel van de heer C.A.H. van Lelyveld en zo kwam de naam "Stadsziekenhuis" tot stand. Ook werden de kapitalen van het St. Jans Gasthuis op deze naam gesteld en met de opbrengsten ervan, te weten f 4500,-, zou in de jaarlijkse exploitatie kunnen worden voorzien. Ingenieur Linse was niet weinig trots op het resultaat van zijn verbouwingsproject, waarvan de deuren in 1866 open gingen om in de eerste plaats de patiënten van de cholera-epidemie van dat jaar op te nemen. In de "Bouwkundige Bijdragen" van de Maatschappij tot Bevordering der Bouwkunst wijdde hij in 1869 een groots artikel aan "Het Ziekenhuis te Hoorn"[3].

3. H. Linse. Het Stadsziekenhuis te Hoorn. In: Bouwkundige Bijdragen. deel XVI st 2, 1867.

Het Stadsziekenhuis; ziekenzorg door knechten, meiden en regenten.

Geruime tijd voordat het verbouwde Zeekantoor van de Admiraliteit door de architect H. Linse in 1866 als stadsziekenhuis opgeleverd werd, waren de heren regenten al druk doende met het opstellen van inventarislijsten van goederen die men voor de inrichting nodig zou hebben en met het werven van personeel. Met een advertentie in de Hoornsche Courant werd de aanbesteding en inschrijving van deze artikelen bekend. Het betrof 40 ijzeren ledikanten met de daarbij benodigde gordijnen, 10 tafels, 6 spijskasten, 24 voetenbankjes, lopers van touw voor de ziekenzalen, 150 handdoeken, 100 mans- en vrouwskleding, twee badkuipen, een aantal kamerpotten van tin en van steen, 16 onderstekers, 100 wollen en 60 molton dekens, 160 lakens, 50 beddetafeltjes, 6 linnenkasten, 6 wastafels, 60 stoelen, 10 koffie- en theestellen, 12 dozijn Regout serviezen. Voor de aanschaf van het linnengoed zou men contact opnemen met de regentessen van de Stadsnaai- en breischool om te bezien of dit niet voordeliger zou uitkomen. Om nu het hoofdkapitaal niet aan te tasten, werd er voorgesteld voor het eerste jaar slechts twee grote zalen in te richten. Ook de beplanting van de tuin, het ijzeren afsluithek en het dodenhuisje werden op de begroting van het volgende jaar geplaatst.
5 Juli 1867 vond de eerste aanbesteding plaats van 50 groen wollen dekens, 25 matrassen van zeegras, 25 peluwen, 50 mans- en vrouwsborstrokken, 50 blauwe mansslaapmutsen en 100 zwartwollen kousen. De geïnteresseerden werden verzocht bij hun inschrijving kwaliteitsmonsters te tonen. De lakens en slopen zouden door de stadsnaaischool worden geleverd. Inmiddels werd ook het beheerdersechtpaar aangesteld en uit een 120-tal gegadigden was de keuze gevallen op H. Reinhart en echtgenote, afkomstig uit Harlingen. Ze werden aangesteld tegen een salaris van f 500,- per jaar met daarbij vrije kost en inwoning alsook medische verzorging. Bij een volledige bezetting van het ziekenhuis zouden ze geassisteerd worden door twee knechten en twee dienstmeiden. Zowel de mannen- als de vrouwenzaal kregen van hen één als oppasser en oppasseres toegewezen, terwijl de twee andere hulpen de functie van dienstmeid en huisknecht vervulden. Voor hun verblijf werden op de zolder enkele ruimten afgeschot. Naast kost en inwoning kregen de ziekenverzorgers f 80,- per jaar; het jaarloon voor de huishoudelijke dienst werd daarentegen op f 100,- gesteld! Zij waren echter wel verplicht zonodig 's nachts waakdiensten te verrichten en eens in de veertien dagen op zondag ter aflossing de ziekenzorg over te nemen, zodat de ziekenknecht en ziekenmeid naar de kerk konden gaan. Bij volledige bezetting van de zalen zou men al naar behoefte extra werkers van buiten huren.
Een van de eerste taken van de regenten bestond in het opstellen van een

REGENTEN van het **STADS-ZIEKEN-HUIS** te *HOORN* zullen in het openbaar **AANBESTEDEN** de LEVERING van:

50 *Groen* WOLLEN DEKENS.
25 MATRASSEN van ZEEGRAS.
25 PELUWEN van ZEEGRAS.
25 VEEREN KUSSENS.
50 geweven MANS-BORSTROKKEN.
50 geweven VROUWEN-BORSTROKKEN.
50 geweven *Blaauw* MANS-SLAAPMUTSEN.
100 paren *Zwart* WOLLEN KOUSEN.

Deze aanbesteding zal geschieden bij inschrijving op Maandag 5 Augustus 1867 des namiddags ten één ure in een der localen van het Stads-Ziekenhuis, alwaar modellen en voorwaarden zijn te zien en te vernemen op 31 Julij en 1 Augustus eerstkomende bij de Huismeester.

Hoorn, 27 Julij 1867.

Tegen den 1 Januarij 1867 wordt gevraagd voor het ZIEKENHUIS te *HOORN* een **HUIS-MEESTER** en **HUISMEESTERES**, echte lieden zonder kinderen en beneden den ouderdom van 45 jaren. Het tractement aan deze betrekkingen verbonden is **VIJFHONDERD GULDEN** benevens inwoning, vrije kost, vuur en licht.

De Sollicitanten worden verzocht zich, voor het einde dezer maand, in persoon of bij gefrankeerde brieven, aan te melden bij Burgemeester en Wethouders.

Hoorn, den 1 October 1866.

Namens Burgemeester en Wethouders van HOORN.

De Secretaris,

G. H. BAST.

REGENTEN van het STADS ZIEKENHUIS te *HOORN* zullen op Maandag 16 December 1867 des namiddags ten één ure in een der Localen van gemeld Gesticht bij inschrijving in het openbaar **AANBESTEDEN**, de levering van eenige levensmiddelen en verdere benoodigdheden gedurende het jaar 1868 ten dienste van dat Gesticht, als: AARDAPPELEN, BROOD, BOTER, RUNDVLEESCH, KOE-NIERVET, KALFS-VLEESCH, PEKELSPEK, REUZEL, ZOETE-MELK, KARNEMELK, ZEEP, BEZEMS, BOENDERS, WITZAND, GRAAUWZAND, SCHULPZAND, BRUSSELSZAND, BIKSTEEN, LANGE TURF, KORTE TURF, COAKS; van alles zooveel als benoodigd zal worden bevonden.

De monsters van de bovengemelde daarvoor vatbare Artikelen zullen op den dag der Aanbesteding voor des namiddags ten 12 ure aan het Gesticht moeten zijn ingezonden; de inschrijvings-billetten moeten overeenkomstig de voorwaarden, behoorlijk en duidelijk geschreven, verzegeld worden toegezonden aan den Huismeester van het Stads Ziekenhuis of ter Vergadering van Regenten worden ingeleverd.

De voorwaarden van aanbesteding, levering en betaling zullen van af Maandag 9 December e.k. van des voormiddags 11 tot des namiddags 2 ure dagelijks ter lezing liggen bij den Huismeester van het Gesticht.

Aanbesteding van goederen.

Werving van personeel.

Met 1º. November 1867 worden door REGENTEN van het STADS ZIEKENHUIS te *HOORN* verlangd één bekwame Mannelijke en Vrouwelijke **BEDIENDE**, voor de ziekenverpleging, huisdienst en hetgeen hun verder zal worden opgedragen, tegen een loon van ƒ 80 's jaars, met *kost* en *inwoning*; alsmede, des benoodigd, Mannelijke en Vrouwelijke **WAKERS**.

Zij die er toe genegen zijn worden verzocht, voorzien van de noodige getuigschriften, zich bij den Huismeester van het Stads Ziekenhuis aan te melden.

ziekenhuisreglement en het maken van de personeelsinstrukties. Deze verordening voor het ziekenhuis betrof algemene bepalingen voor de samenstelling van het bestuur, artikelen over de aanstelling en werkzaamheden van de bedienden en een reglement van opname en ontslag van patiënten. We vernemen daaruit dat het ziekenhuis een gemeentelijke instelling van weldadigheid was, waarvan het bestuur werd opgedragen aan vijf regenten, te benoemen door de gemeenteraad. De ziekenzorg was toegankelijk voor armlastigen van de gemeente, voor onvermogenden van elders wanneer daar een duidelijke afspraak over de verpleegkosten bestond en voor personen die geheel voor eigen rekening zich daartoe aanmeldden. Zij moesten dan wel 14 dagen vooruit betalen of door borgstelling zekerheid geven dat de verpleging betaald zou worden.

De taak van de regenten vinden we in artikel 14 als volgt omschreven:

> "Regenten zien voortdurend toe op de behandeling en verpleging van de in het ziekenhuis opgenomen personen en op al hetgeen de geneeskundige en huishoudelijke dienst in het ziekenhuis betreft. Zij regelen in overleg met de geneesheer de inrigting, het gebruik en de verwarming en verlichting der localen, de dagverdeling en al wat tot de goede orde en zindelijkheid in het gesticht behoort".

Een hele opgave, maar daar ontvingen de regenten dan ook f 100,- per jaar voor als tegemoetkoming. De medische verzorging werd in handen gelegd van de stadsgeneesheer en de stadsheelmeester, die zich in hun handelen hadden te houden aan de instructie voor de stadsarmenpraktijk. Daarnaast behoorden ze nog toe te zien op het voedsel, de verwarming, de luchtverversing, de ligging en de kleding der lijders.

De instructie voor de huismeester en diens vrouw waren zodanig dat niet alleen zij, maar ook de regenten er handen vol werk aan moeten hebben gehad om de voorschriften na te leven. Het echtpaar was belast met "alles wat de huishoudelijke dienst, de administratie en de ziekenverpleging betreft", waarbij ze elk gebeuren aan het oordeel van de regenten moesten onderwerpen.

De huismeester moest wekelijks het huishoudboekje ter contrôle aan de regenten voorleggen en maandelijks toonde hij hen zijn administratie van de opgenomen en ontslagen patiënten met hun persoonlijke gegevens. Zijn vrouw, de huismeesteres, was speciaal belast met het toezicht houden op de reinheid van de inrichting en de zieken, ze regelde de kleding en het beddegoed en verzorgde de maaltijden.

Voor de ondergeschikte bedienden golden de volgende verordeningen. Hun werktijd liep van 's morgens negen uur tot 's avonds tien uur. Alleen wanneer er onrustige zieken op de zaal waren, werd de nachtdienst door een gehuurde waker of waakster overgenomen. De dagtaak begon met het wassen en voeden van de zieken, dan werden de vloeren geveegd en gedweild, vervolgens assisteerden ze de dokter bij de zaalvisite en verzorgden ze de voorgeschreven medicijnen. Om half twaalf werd indien

nodig een tweede ontbijt verstrekt en hadden de bedienden hun koffie-
pauze. Dan begon men de bedden en het linnen van de patiënten te
verzorgen en om half twee volgde de warme maaltijd. Twee maal in de
week konden de lijders bezoek ontvangen in de middaguren; de verzor-
gers behoorden daarbij op de zaal aanwezig te zijn om de orde te bewaren
en uitwisseling van voedsel en drank te voorkomen. Na vijf uur moest de
rust weer zijn gekeerd. De bedienden en herstellenden werd aangeraden
zich bezig te houden met het lezen van nuttige boeken, het herstellen van
kleding of met het maken van pluksels. Elk spel, van welke aard ook,
was nadrukkelijk verboden. Om acht uur werd het avondeten aan de
zieken verstrekt, terwijl de bedienden pas om negen uur aan tafel gingen
om in het gunstige geval dat er een waker of waakster was gehuurd, de
dienst om 10 uur aan hen over te dragen. Deze gehuurde personen
moesten elk uur de staat van de zieken opnemen, de patiënten ter
voorkoming van bevuiling helpen en de 's nachts ingebrachte zieken
ontvangen. Als daarentegen overdag de werkzaamheden op de ziekenzaal
beperkt waren, werden de ziekenbedienden bij de huishoudelijke dienst
ingezet.
Ook de patiënt werd enkele plichten voorgeschreven. Zindelijkheid en
netheid waren een eerste vereiste, daarnaast was men volledige gehoor-
zaamheid aan het personeel verschuldigd.
De officiële opening van het ziekenhuis zou op 1 januari 1868 plaatsvinden. Korte tijd voordien was de openbare aanbesteding van de
levensmiddelenleverantie op jaar basis geannonceerd. De belangstellenden
hadden zich tegenover de regenten te houden aan een voor hen zeker niet
voordelig reglement met boeteverordeningen en reclame, door de regenten
toe te passen. De huismeester had daarbij als tussenpersoon een sleutel-
positie en menig leverancier werd door zijn toedoen de deur gewezen.
Uiteraard kwamen er na het in gebruik nemen van het ziekenhuis al in de eerste maanden enkele gebreken aan het licht. Stadsgeneesheer A.H.J. de
Bordes en stadsheelmeester J.J. Aghina brachten in een schrijven aan de
regenten de tekortkomingen naar voren. In de eerste plaats wensten ze
betere omstandigheden en voorzieningen op de zaal voor syphilitische
vrouwen. Zij vonden met name het plaatsen van een kachel en bekleding
van de kribben — op deze zaal waren de oude kribben van het cholerahospitaal geplaatst —, noodzakelijk. Warmte was vooral van belang voor de door
hen ingestelde kwikkuur ter genezing van deze vrouwen. Verder adviseerden de artsen voor meerdere kozijnen gordijnen aan te brengen; het argument daarvoor was, dat naast armen ook wel dienstmeisjes van de fatsoenlijke stand zouden kunnen worden opgenomen. De ingang van de tuin moest
alsnog verbreed worden om toegang te kunnen bieden aan de sleepkoetsjes
voor ziekenvervoer en om de praktische luchtverversing op de zalen te
regelen moesten de roosters beweeglijk worden gemaakt.

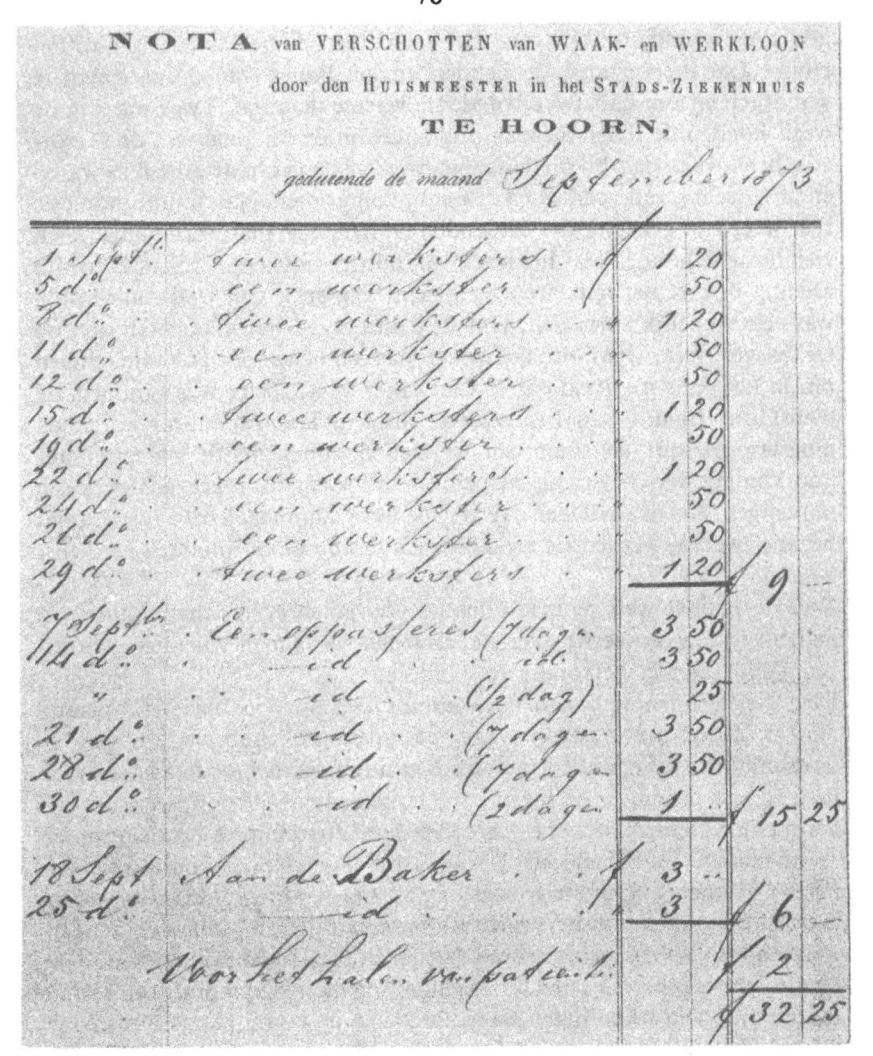

Overwerkuren in het Stadsziekenhuis.

Toen men goed en wel met de verpleging was begonnen, bemerkten de regenten dat zij ook het personeelsbeleid moesten bijsturen. Vrijwel direct na het in dienst treden, vroegen de knecht en de dienstmeid ontslag wegens moeilijkheden met de huismeester. Hun plaats werd ingenomen door de 56 jarige Hajo Volkerts, die tot aanbeveling opgaf, dat hij in een hospitaal in Indië had gediend, terwijl voor de vrouwenzaal na twee afzeggingen een herstellend patiënte, Aaltje Tros, bereid werd gevonden diensten te verlenen. Ook Volkerts kreeg spoedig na een ruzie met

Reinhart zijn ontslag. De regenten dachten nu de oplossing gevonden te hebben door een verzorgend echtpaar in dienst te nemen. Tegen f 200,- per jaar werd een zekere Bettinga, koetsier te Kollum, en zijn vrouw benoemd.

Het voltallige personeel werd eind 1868 gezamenlijk door de regenten uitgenodigd in de vergadering waar zij op hun plichten werden gewezen en er gelegenheid werd gegeven klachten te uiten waaruit verbetering kon voortkomen. Dit leidde tot een aantal maatregelen van diverse aard, zoals het uitgeven van bezoekersbiljetten, een regeling over het afstaan van kleding van de overledene, wanneer de kosten van 50 cent per dag door gemeentelijke of kerkelijke armeninstellingen waren voldaan, het aanstellen van een vaste barbier voor f 30,- per jaar, het plaatsen van een armstoel per ziekenzaal en het instellen van een fooienbus, jaarlijks door het personeel te openen. Verder had de praktijk al geleerd dat er behoefte was aan een baker, maar voor een vaste aanstelling was geen geld; de regenten stelden een bedrag van vijf gulden per week beschikbaar voor een "baker op de roep". In deze vergadering van regenten met personeel legde de huismeester verantwoording af van bijzondere inkomsten en uitgaven en we treffen daarbij een post aan van verkocht fruit uit de ziekenhuistuin; de overmaat van hetgeen door de patiënten was genuttigd. Daar stonden weer uitgaven tegenover voor het oproepen van extra personeel als werksters à 30 cent per dag, wakers en waaksters à 40 cent per nacht, ziekenoppassers à 75 cent per dag en de slepers van het ziekenkoetsje.

In 1869 werd volgens plan de boven étage van inventaris voorzien en de tweede badkuip geïnstalleerd. Met deze uitbreiding werd het dagelijks beheer er niet eenvoudiger op. De commissie uit de regenten die het toezicht had over de goederen, registreerde al spoedig vermissing van hemden en slopen en geneesheer De Bordes wenste dat voortaan voor de goede zorg en orde de oppassers bij de zieken op zaal zouden slapen, tijdens het bezoek beter toezicht zouden houden en tijdens zijn visite op de zaal hem op de voet zouden volgen om informatie te geven en zijn orders aan te horen.

Hooglopende meningsverschillen tussen de huismeester Reinhart en het overige personeel waren aan de orde van de dag; veelal volgde ontslag voor laatstgenoemden. Bij nieuwe aanstellingen passeerde men zonder meer sollicitanten die van enige ervaring in ziekenzorg blijk gaven en gaf men de voorkeur aan de huisvrouw, dienstbode, touwslager of slepersknecht. De invloed van Reinhart bij deze benoemingen was doorslaggevend. Om de ongunstige reputatie van de snelle personeelswisseling tegen te gaan besloten de regenten de bedienden voortaan op proef aan te stellen met het overhandigen van de godspenning.

Ook ten aanzien van de financiën moesten de regenten alle zeilen bij zetten om rond te komen. Toen de in 1866 opgerichte H.B.S. — gehuisvest in het nabij gelegen gebouw van de V.O.C. — een verzoek indiende om de ziekenhuistuin voor het botanisch onderwijs te mogen benutten, werd dit toegestaan mits de fruitbomen daar geen schade van zouden ondervinden en ook het kippenhok met de pluimveestapel ten behoeve van de eierenvoorziening niet in het gedrang zou komen.

Verder bood de tweede badkuip de mogelijkheid om de badkamer voor publiek van buiten open te stellen; tegen betaling van f 1,- konden de inwoners van Hoorn in het ziekenhuis een bad gaan nemen.

Het reglement voor opname van zieken werd streng gehanteerd. Wilde de geneesheer een patiënt lijdende aan een beroerte opnemen, dan weigerden de regenten met het reglement in de hand, want de ziekte was ongeneeslijk. Ook een patiënt met mondkanker werd door hen door verwezen naar het armendiaconiehuis. Huismeester Reinhart trad ook op dit terrein in de voetsporen van zijn superieuren. In weerwil van het doktersadvies haalde hij een 5 jarig jongetje bij diens moeder uit de vrouwenzaal vandaan en plaatste hem op de mannenzaal waar het kind langdurig en luidruchtig te keer bleef gaan. Na dit incident mochten kinderen tot zes jaar bij de moeder blijven. De inmiddels beruchte huismeester zorgde ook voor grote consternatie toen hij een naar diens zeggen met pokken besmet persoon aan de poort de toegang had geweigerd. De stadsdoktoren trachtten nog de patiënt te achterhalen en Reinhart te berispen, maar deze vond de regenten weer aan zijn zijde: men dient nooit af te gaan op beweringen van een willekeurig persoon. De regenten zagen het gevaar van een epidemie toch al niet zo zitten. Ter voorbereiding van de wet op de besmettelijke ziekten werd hen in 1872 gevraagd een geïsoleerde ziekenbarak te bouwen. Ze besloten dienaangaande niet overhaast stappen te nemen; het stadsgymnastieklocaal werd als noodvoorziening in gedachten gehouden en bij een epidemie in de buurtgemeenten was er nog tijd genoeg om doeltreffend te handelen. Hoorn was immers sinds jaren niet aangedaan door pokken, cholera of typhus en zelfs de beruchte cholera-epidemie van 1866 had de stad met glans weerstaan. Daar kwam nog bij dat men inmiddels aanbod kreeg van betalende patiënten. Als er ruimte vrij was, gaf men daar de voorkeur aan boven het in reserve houden van bedden voor epidemische ziekten. Het tarief dat de particulier voor opname moest betalen was f 1,- per dag, exclusief het extra waakloon en geneeskundige hulp. De weg naar het ziekenhuis was gevonden. Ook de aanvragen om in het ziekenhuis de kraam uit te liggen namen sterk toe en vereisten zelfs een reglementswijziging. Met de toevoeging dat de armlastige kraamvrouw minstens drie maanden in de stad moest wonen, voorkwam men de situatie dat hoogzwangere vrouwen voor opname van ver buiten Hoorn vandaan naar de stad kwamen om in het ziekenhuis te bevallen. Reinhart kreeg er een taak bij want de regenten droegen hem op bij de armlastige kraamvrouw thuis de sociale omstandigheden te inspecteren zoals woonsituatie, gezinssamenstelling of het zich onttrekken aan zijn plichten door de vader. De toeloop van patiënten moest wel tot aanstelling van extra personeel leiden. De regenten gingen inzien dat betere werkomstandigheden de zaak ten goede zou komen. Het huishoudelijk personeel werd met een keukenmeid uitgebreid en de ziekenoppasseres mocht voortaan op zondag op haar zolderkamertje familie ontvangen. Ook voor de verpleegafdeling werd een nieuwe hulp aangetrokken. Het was opmerkelijk dat de keus tóch op de kandidate viel die bij het sollicitatiegesprek al te kennen had gegeven geen nat vloerwerk te willen doen. In de kortst mogelijke tijd botste ze met de huismeester en vertrok weer. In de advertentie voor haar opvolgster lezen we dan: "tevens genegen huiswerk te verrichten". Om herhaling te voorkomen liet men bij de sollicitatieprocedure de voorkeur en aanbeveling van Reinhart duidelijk meetellen. De zware werkzaamheden bleven drukken op het personeel en om de rust te behouden gaven de regenten hen f 20,- gratificatie uit het onbetaald kwartaalloon van de keukenmeid die inmiddels ook had opgezegd.

Maar toen in 1878 aan Reinhart ter gelegenheid van zijn huwelijksfeest een week vacantie werd aangeboden, volgde een ware uittocht van het personeel dat toch al onder hoogspanning werkte. Langzaam maar zeker gingen de regenten toen een nieuwe koers varen. Hoewel ze bij de nieuwe aanstellingen geen ervaring in de verpleegkunde eisten, stelden ze wel dat het dweilen der zalen en schuren der potten door werkmeiden zou worden gedaan. Ze combineerden de functie van mannenoppasser en keukenhulp door een echtpaar aan te stellen.

Inmiddels was na dwingende adviezen van de geneeskundige inspectie toch de stadsgymnastiekzaal als noodvoorziening voor besmettelijke zieken aan het ziekenhuis toegevoegd. De eerste opname was in 1883. De patiënt was een kind met pokken. Het meisje werd verzorgd door haar moeder die daarvoor f 2,- per week ontving. Inspecteur I. Teixeira de Mattos nam geen genoegen met deze situatie en zo kwam aan de Binnenluyendijk door een eenvoudige verbouwing van het West Indisch Huis het buitengasthuis voor besmettelijke zieken tot stand. Dit ziekenhuis viel onder de bevoegdheden van de regenten van het Stadsziekenhuis en na overleg met militaire autoriteiten werd overeengekomen dat ook militairen die aan besmettelijke ziekten leden, daar konden worden verpleegd. Voor het daaglijks onderhoud werd een echtpaar vrije woning en een vergoeding van f 50,- per jaar geboden. Wanneer zij tijdens epidemieën de ziekenzorg zouden moeten behartigen, kwam hen een toelage van f 10,- per week toe.

Niet alleen het personeel raakte stelselmatig met Reinhart in de problemen, ook voor de doktoren was hij bij herhaling een struikelblok waar men niet omheen kon. Hij saboteerde eindeloos de bestelling van een thermometer voor dokter Aghina; de doktersadviezen over behandeling en voeding negeerde hij; als de dokters visite liepen, zorgde Reinhart ervoor afwezig te zijn zodat opdrachten hem nooit rechtstreeks werden gegeven. Ook naar buiten toe liet de huismeester zijn willekeur gelden. Hij had maar bij de regenten te klagen over de kwaliteit van het brood of van de turf en er werd van leverancier gewisseld; toen er onderhandelingen gaande waren met de directeur van de gasfabriek, was zijn stem beslissend en in korte tijd werd er kookgas aangelegd. Maar nadat in 1884 zijn echtgenote kwam te overlijden, kreeg volgens de richtlijnen van de regenten ook deze Reinhart zijn ontslag omdat men een huismeestersechtpaar wenste. Hij vertrok met een maand extra loon.

Toch was de tijd nog niet rijp voor revolutionaire veranderingen en verbeteringen. Ook landelijk stond de ziekenverpleging nog op een bedroevend laag niveau waarbij elke vakkennis ontbrak. Wel waren er binnen de kring van de Noord Hollandsche Vereniging tot wering van besmettelijke ziekten, "Het Witte Kruis", ontwikkelingen gaande die tot een beter georganiseerde ziekenzorg zouden leiden. Deze vereniging was opgericht in 1867 en mede door de bezielende inzet van de bestuursleden Anna Reynvaan en Jeltje de Bosch Kemper wist men in 1877 een opleiding voor de ziekenverpleging van de grond te krijgen. Twee jaar later, eind 1878, werden de eerste diploma's uitgereikt. De uitgave van het Tijdschrift voor de Ziekenverpleging, de oprichting van de Nederlandsche Bond van Wijkverpleegsters en de Bond voor Directrices (1899) volgden. Deze organisaties hadden alle tot doel de verpleging van zieken in handen te leggen van deskundig opgeleide vrouwen die naast hun bereidheid de medemens tot hulp te zijn, daartoe gemotiveerd zouden blijven wanneer zij in de uitoefening van hun beroep een meer menswaardiger positie zouden bekleden.

Nu terug naar Hoorn en wel naar het ziekenhuisbeleid in het algemeen. De mogelijkheden om in het stadsziekenhuis een patiënt te doen opnemen waren zeer beperkt. Slechts armlastigen die in Hoorn woonden kwamen met een verklaring van de stadsgeneesheer daarvoor in aanmerking. Ontwikkelingen op medisch-technisch gebied zoals de toepassing van narcose bij operaties (1848) en behandelingsapparatuur die door de stadsgeneesheer was aangeschaft, maakte dat opname en behandeling in het ziekenhuis ook voor de betalende patiënten mogelijk moest zijn. Bovendien ontstond er binnen de Westfriese kring van de Maatschappij ter Bevordering der Geneeskunst onder de daarbij aangesloten geneesheren een sterke behoefte aan een particuliere ziekenverpleging waar zij allen toegang zouden hebben en waar zij hun patiënten naartoe zouden kunnen sturen. Door de enorme inzet van hun voorzitter, dokter G.A. van Balen Blanken kwam een volledig ontwerp tot een dergelijke inrichting op papier, maar men kon de zaak financiëel niet rond krijgen. Enerzijds gingen toen stemmen op om de privé-kliniek van dokter L. Kaiser uit te breiden, anderzijds zei men van Rooms Katholieke zijde alle financiële steun toe mits men de verpleging in handen zou geven van de Zusters van Liefde. Diverse redenen leidden ertoe dat destijds geen van beide voorstellen werden benut.

Dit alles speelde zich af in een tijd dat de regenten in 1885 besloten om na Reinhart weer een huismeester met echtgenote aan te stellen. Ook toen nog gaven ze daarbij de voorkeur aan een koopman, de 51 jarige E. Buis, boven een echtpaar dat als vader en moeder van het gereformeerde weeshuis te Schagen toch enige inrichtingservaring had.

Wel werden er bij die gelegenheid enkele ingeslopen misbruiken uitgebannen en besloot men de leveranties van levensmiddelen en goederen niet meer openbaar aan te besteden, maar deze bij toerbeurt aan bepaalde winkeliers te gunnen.

Om de personeelskosten te drukken werd een wasmachine aangeschaft en de huisknecht kreeg een maaimachine voor het tuingazon; dit gazon was geen overbodige luxe, want in het kader van de tuberculosebestrijding werden regelmatig ligbedden in de tuin geplaatst om patiënten de licht- en luchttherapie te geven.

In 1891 werd voor het eerst een verpleegster met enige ervaring — hoewel niet gediplomeerd — aangesteld. Het was mejuffrouw M. Messchaert uit het Hospitaal Wallon. Maar ook nu weer werd onenigheid met de huismeester aanleiding tot ontslag. De regenten overwogen toen toch het aanstellen van een gediplomeerde kracht en zij riepen de hulp in van mejuffrouw Maria Utermöhlen, hoofdverpleegster in het Binnengasthuis te Amsterdam. Deze bemiddeling leidde tot de aanstelling van mejuffrouw M. Broeksma. Ze werd met de toekenning van de godspenning, vergoeding van reiskosten en tegen een jaarsalaris van f 150,- benoemd. De huismeester werd wegens de ziekte van zijn vrouw toegestaan zich door zijn dochter te laten assisteren en met deze combinatie scheen eindelijk een eind gekomen te zijn aan het personeelsverloop. Daarnaast was de verpleging op de mannenzaal nog steeds in handen van de huisknecht Pots. Toen deze in 1903 overleed was het de stadsgeneesheer Veenenbos die een reorganisatie en modernisering voorstelde. Maar met het argument dat mankracht niet gemist kon worden en bovendien in dit ziekenhuis de leiding nog bij de huismeester lag, werd de ongeschoolde verpleegknecht gehandhaafd.

Werkelijk doeltreffende veranderingen zouden omstreeks 1912 plaatsvinden. Verpleegster Broeksma was toen al wegens huwelijk ontslagen en de reorganisatie werd voortgezet met de aanstelling van de gediplomeerde zuster J.E.B. Vernooys tot hoofd van de verpleging.

De waaksters werden afgedankt en de werkverdeling werd in overeen-

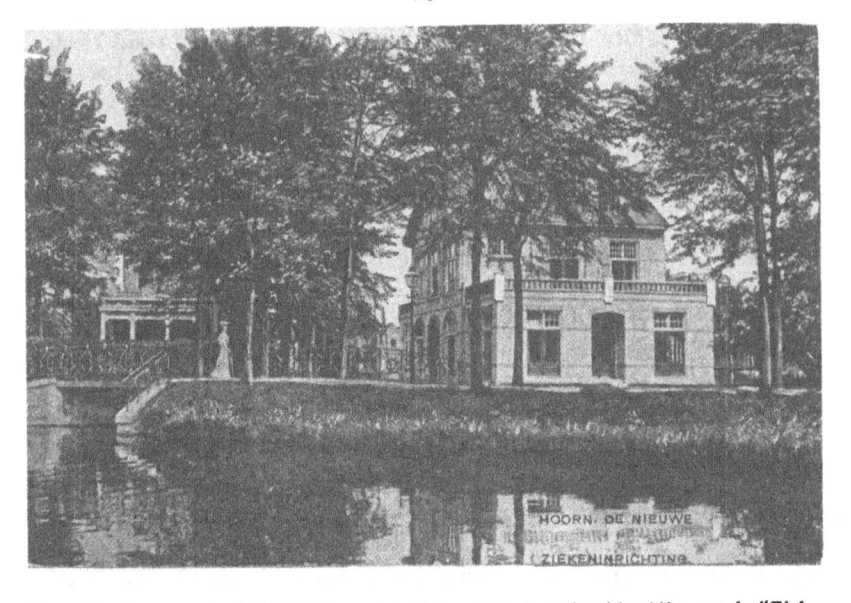

Negentiende eeuwse privé-kliniek van Dr Kaiser (links) en de uitbreiding tot de "Zieken-verpleging De Villa" (rechts).

stemming gebracht met de bepalingen die binnen de Bond van Verpleegkundigen waren opgesteld. In dit beleid pastte ook de pensionering van de 71 jarige huismeester Buis, waartoe de nieuwe rijkswet voor pensionering van gemeente ambtenaren goed van pas kwam! Aanvankelijk kwam het de regenten ook bijzonder goed uit dat diens dochter, mejuffrouw Buis na 19 jaar in het ziekenhuis werkzaam te zijn geweest door ijverige zelfstudie te Alkmaar voor de Bond voor Ziekenverpleging haar diploma had behaald. De regenten stelden voor haar tot directrice te benoemen. Er ontbrak echter — ook in het stadsbestuur — de nodige eenstemmigheid. De desbetreffende notulen bieden ons twee blanco pagina's om dan te vervolgen met de installatie van een nieuw bestuur waarin twee regentessen waren opgenomen, een nieuwe leiding bestaande uit de directrice en haar adjunct voor de huishoudelijke dienst en met nieuwe reglementen.

Korte tijd later zou het ziekenhuis in samenwerking met de Ziektenverpleging "De Villa" een eigen verpleegstersopleiding mogen beginnen. Daarmee kwam in het begin van de 20ste eeuw een eind aan de periode van ziekenzorg door knechten en meiden.

Officieren van Gezondheid en de geneeskundige stand.

De reorganisatie van de Lands-Armée gaf in 1818 bij het stadsbestuur van Hoorn aanleiding tot grote zorg over het voortbestaan van de legering van de militairen binnen deze stad. Ook het Besluit van 25 mei 1817 om een Bedelaarsgesticht te doen vestigen in gebouwen van de Admiraliteit die toen deels voor het leger dienden, deed het ergste vermoeden. Gelukkig maakten ingrijpende verbouwingen zowel de geplande bedelaarsopvang als ook kazernering van de soldaten in de kazerne aan de Veemarkt, — het voormalige weeshuis —, mogelijk.

Daarnaast bezat Hoorn nog een tweede voorziening ten behoeve van de militairen, de Infirmerie. Dit soldatenhospitaal was gevestigd in een van de pakhuizen van de V.O.C., genaamd "De Lastdrager", gelegen aan de Modderbakken — thans de Vollerswaal geheten. Voor die tijd bezat Hoorn geen speciale opvang voor zieke militairen of matrozen van de Admiraliteit. Wanneer na zeeslagen de schepen hun gewonden thuis brachten, werden deze ter verpleging in een van godshuizen opgenomen. Het pesthuis, het St Jans Gasthuis maar ook weeshuizen dienden daartoe. In 1702 bracht het Hoornse Armenweeshuis bij de Admiraliteit de kosten in rekening van 467 verpleegdagen voor 22 matrozen. Dit bedrag was gespecificeerd in de legering voor zeven stuivers per dag, begrafeniskosten van f 10,- per persoon, slijtage van goederen, salaris van oppassers en betalingen aan meisjes voor het reinigen van de zieken, het zuiveren van ongedierte en het dag en nacht bewaken.

Door de inkwartiering van de franse troepen kwam in 1795 de noodzaak van een soldatenhospitaal naar voren; de franse chirurgijn-majoor vroeg daartoe een voorziening voor 30 à 40 man. Deze ziekenzorg voor militairen werd vervolgens gereorganiseerd naar de voorschriften van het "Bureau van Gezondheid over de Armée en Hospitalen der Bataafsche Republiek" (1796). Aan het hoofd van een Infirmerie stond een chirurgijn-majoor; hij werd geassisteerd door de assistent-chirurgijn en één of twee leerlingen. Deze laatsten waren tevens belast met het scheren van de officieren. Volgens de Instructie moesten zij alle beroepsmilitairen en ook hun gezinsleden in geval van ziekte gratis behandelen. De organisatie van deze bataillonshospitalen toonde enkele vooruitstrevende elementen. Ze moesten bij voorkeur worden ingericht in gebouwen die los van de kazerne stonden, zodat zieken van gezonden gescheiden waren. Bovendien kon zo de naleving van voorschriften op hygiëne en voeding beter worden gecontroleerd. Uitgaande van de overweging dat voor elke zieke diens eigen temperatuur — koorts — specifiek van nut zou zijn voor zijn genezing, dat rust en slaap het herstel bevorderden en dat overstekend ongedierte één der meest onaangename ongemakken voor de patiënt was, werd plaatsing van één zieke per krib voorgeschreven!

De verzorging van de zieken in deze hospitalen leverde voor het budget weinig problemen op daar dit door andere militairen of herstellenden onder toezicht van een beheerder in de rang van onderofficier en diens vrouw werd gedaan.

Om voor de kosten van medicijnen niet afhankelijk te zijn van stedelijke apothekers of van de stadsarmenapotheek, was door het Bureau van Gezondheid een centrale militaire apotheek in het leven geroepen. De medicijnen moesten van dit "Landsmagazijn van Geneesmiddelen" betrokken worden. In Hoorn werd ook nog de verloskunde binnen het militaire apparaat geregeld, want de soldaten van het bataljon brachten in 1798 niet alleen vrouwen, maar ook zwangere vrouwen met zich mee. De stadsvroedvrouw Geertje Overbeek richtte zich tot het Comité van

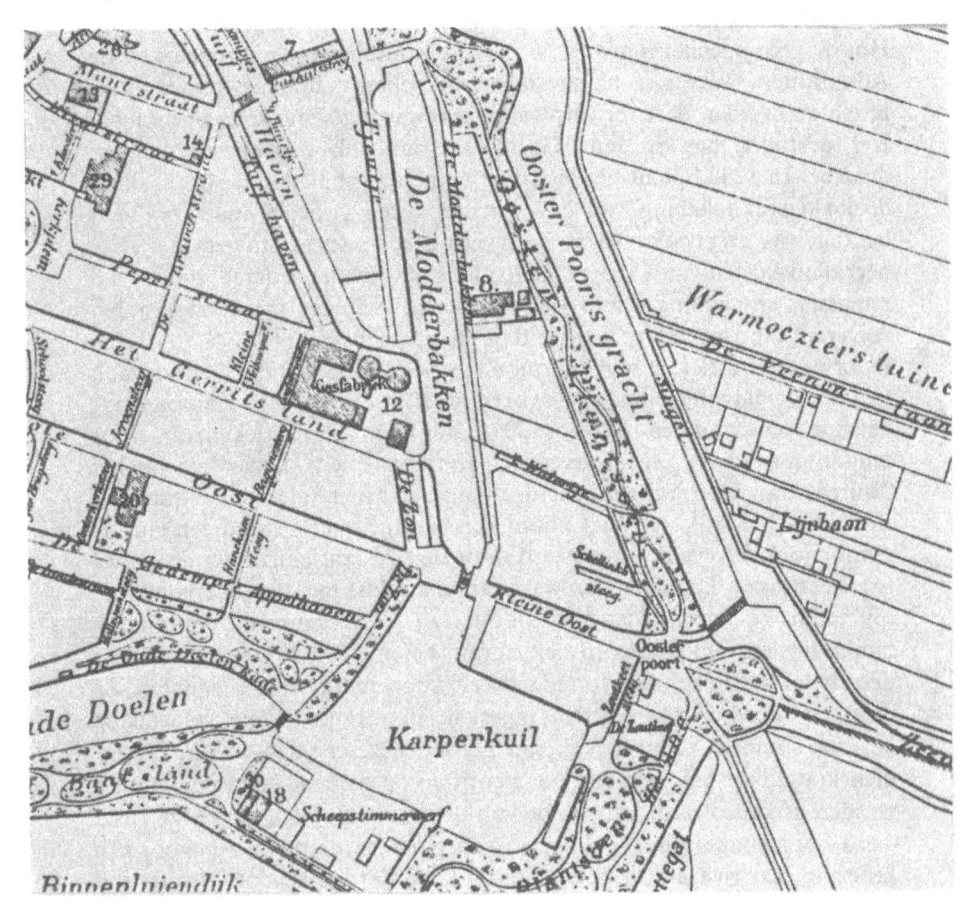

Plaatsaanduiding van de Infirmerie aan de Modderbakken (8), naar de plattegrond van Hoorn omstreeks 1890.

Algemeen Welzijn met de vraag of ze wel verplicht was de vrouwen van
het garnizoen bij de bevalling te assisteren. Daar deze vrouwen niet tot de
stadsarmen gerekend konden worden, was het antwoord ontkennend
maar in voorkomende gevallen zou de kapitein met de vroedvrouw een
contract aangaan, berekend op de minvermogendheid van de soldaten-
vrouwen.

De Officieren van Gezondheid rapporteerden jaarlijks aan het centrale
bureau en zij werden door deze instantie regelmatig ter plaatse geïnspecteerd. Hoewel de Infirmerie dus geheel onder militair gezag stond, treffen
we toch in de notulen van de Plaatselijke Geneeskundige Commissie, een
verslag aan, geschreven door medicinae doctor A.P. Kuys en chirurgijn
G.J.Rijnders als leden van genoemde commissie. Dit verslag, dat opgesteld werd na een onderzoek op grond van niet nader omschreven
klachten, geeft over de situatie in 1826 de volgende informatie. Men
beschikte over twee ziekenzalen, een schurftzaal en een zaal voor
oogziekten; tevens was er ten behoeve van de gezondheid van de soldaat
een apotheek en een badzaal. Met deze accomodatie kon men in geval
van nood aan 200 man — ziek of gewond — plaats bieden! Het rapport
was over het algemeen vrij positief opgesteld. Men noemde slechts het
nadeel dat bij een hoge waterstand de toegang enige tijd versperd kon
zijn. Genoemde nadelige gevolgen van de ligging vlak bij zee werden in
twijfel getrokken en in vergelijking met de situatie van het Bedelaarsgesticht, waarvan de keuken en de beneden verdieping meermalen onder
water kwam te staan, werd deze kritiek als onbelangrijk afgedaan. De
doctoren adviseerden wel een verbetering van de keuken zodanig, dat
indringend water geen overlast meer zou bezorgen. Men ging dus voorbij
aan het voorschrift van het Bureau van Gezondheid dat als eerste vereiste
voor de situëring van dergelijke hospitalen had gesteld:

"Men kieze zoveel mogelijk geen laag en vogtig gelegen gebouwen. Men moet het
van nabij gezien hebben om overtuigd te zijn hoezeer de vogtigheid der gebouwen de
geneezing van zieken en gekwetsten vertraagt, nieuwe ziekten aanbrengt en de sterfe-
lijkheid vermeerdert".

Een jaar later verzocht de generaal-majoor der Administratie van Oorlog
een meer bekwaam en beter gelegen local voor de zieken. Het stadsbestuur antwoordde dat daarin niet kon worden voorzien. Ook het verzoek
om na de cholera-epidemie het W.I.C. huis, dat in 1833 voor de opvang
van cholerapatiënten had gediend, aan de Infirmerie te mogen toevoegen
werd afgewezen met de mededeling

"dat men bij voortduring de bezwaren die er bestaan om het cholerahuis tot een
Infirmerie af te staan, van zulk een gewichtige aard acht, dat dezelve door geene
geldelijke tegemoetkoming, als ware het dan ook bij wijze van huur kunnen worden uit
de weg geruimd".

Deze weigering moet ongetwijfeld in verband hebben gestaan

met de plannen die het stadsbestuur al had uitgewerkt om het West-Indisch Huis tot een armengasthuis te verbouwen. Aan de militaire autoriteiten legde men de oplossing voor om de huidige Infirmerie door verbouwing functioneler te maken en daarmee ook de opname capaciteit te vergroten. Het stadsbestuur — nog altijd rekening houdend met de mogelijkheid het garnizoen binnen haar muren te verliezen — bood welwillend f 830,- aan voor de reparaties.

Behalve met het stadsbestuur had de Infirmerie ook te maken met de Plaatselijke Geneeskundige Commissie. Dat deze relatie te wensen overliet mag niet verbazen. De Commissie had tot taak de in Hoorn gevestigde geneesheren, de plaatselijke apothekers en de geneeskundige instellingen te controleren op het naleven van de voorschriften. De praktijk wees echter uit dat ze geen enkele zeggenschap had over de Infirmerie en later evenmin over het Huis van Correctie, waar ook het militair gezag gold. Maar wanneer een militair geneeskundige een zieke burger hielp, greep de Commissie met alle ijver in en stond ze met haar boetebepaling klaar. Dat men daarbij alle mogelijkheden benutte blijkt wel uit een schrijven aan de controleur der directe belastingen:

"Volgens geruchte vernomen hebbende dat de Officier van Gezondheid hier ter stede burger-practijk uitoefent of consulten geeft bij particulieren zonder de hiertoe vereiste autoriteit te bezitten, verzoekt geïnformeerd te willen worden of dit het geval is, wanneer deze Heren evenals anderen in het patentrecht zouden behoren te worden aangeslagen".

Uit het onderzoek bleek dat Officier G.F. van Dommelen tijdens de afwezigheid van doctor Jorritsma enige van diens minvermogende patiënten gratis had behandeld. Toch werd het voorval aan de Provinciale Geneeskundige Commissie doorgegeven; maar ook Van Dommelen liet het er niet bij zitten en vroeg in hoeverre hij tegen 's Lands wetten had gehandeld. Er kwam geen response, de zaak was geseponeerd.

In noodsituaties daarentegen — en dit was het geval bij de epidemische ziekte van 1826, toen drie van de vier hoornse doctoren door ziekte zelf niet meer in staat waren hun werk te doen — werd de Officier van Gezondheid wél te hulp geroepen om in de ziekenzorg voor de armen te voorzien. Ten gerieve van de gegoede stand werden toen twee Rotterdamse geneesheren aangetrokken.

In 1847 kwam de wrijving tussen de twee instanties wel heel duidelijk naar voren. Zowel in de stad als in het Huis van Correctie heerste een besmettelijke ziekte. De Plaatselijke Geneeskundige Commissie moest daarover verslag uitbrengen. Met ergernis moest zij haar onmacht laten blijken en ze gaf te kennen dat men haar voor het gebeuren in het Huis van Correctie, noch voor de Infirmerie verantwoordelijk kon stellen, zolang haar geen toestemming werd gegeven deze gebouwen te inspecteren en zolang haar de noodzakelijke informatie werd onthouden.

Een ander probleem in deze moeizame verhouding was het feit dat tot de opheffing van het garnizoen in 1924 de burgerbeambten die als bewakers bij het Huis van Correctie werkzaam waren, met hun gezinsleden voor medische behandeling op de Officieren van Gezondheid waren aangewezen; deze burgers waren daar zeker in geval van zwangerschap of kinderziekten niet gelukkig mee. Pas in 1882 vond als gevolg van de Wet op de besmettelijke ziekten (1872) enige integratie plaats. Onder zekere voorwaarden werd toen vergunning verleend om militairen die aan besmettelijke ziekten leden, op te nemen in het daartoe van stadswege bestemde Buiten-gasthuis, het eerder genoemde West-Indisch Huis.

Een duidelijk betere onderlinge verstandhouding vinden we tussen de Infirmerie en de Hoornse Geneeskundige School, al was ook déze samenwerking voor een groot deel gestoeld op wederzijds belang. Sociaal gezien werd de militair geneeskundige van een lagere orde geacht dan de burger geneeskundige stand. Deze situatie werd in de hand gewerkt doordat het de Officier verboden was burgerpatiënten te behandelen. In 1824 werden onder bepaalde voorwaarden de militaire bevoegdheden voor de burgerpraktijk erkend. De officier moest 20 jaar als militair geneeskundige gewerkt hebben om tot de burgerpraktijk te worden toegelaten. Om de verloskunde te mogen beoefenen kon hij alsnog een aantekening verkrijgen en het lag voor de hand dat enkelen in Hoorn daartoe lessen volgden aan de Geneeskundige School. Het moet voor de Infirmerie een voldoening zijn geweest, dat na sluiting van het Bedelaarsgesticht in 1828, de Clinische School genoodzaakt was het hospitaal te hulp te moeten roepen, zodat de lessen aan het ziekbed voor de leerlingen voortgang konden vinden. Om zich in de klinische geneeskunde te bekwamen zouden ze de Officier van Gezondheid volgen bij zijn daaglijkse rondgang langs de zieken. Deze situatie werd wel nauwlettend in de gaten gehouden door de Plaatselijke Commissie en bij cholera- of pokkenepidemieën werden de lectoren erop gewezen dat de leerlingen in de Infirmerie besmettelijk zieken behandelden en vervolgens andere zieken in de stad bezochten zonder zich met de voorgeschreven chloorgasberoking volgens Guyton, gezuiverd te hebben. In 1838 werd deze relatie door de Geneeskundig Inspecteur officiëel bevestigd door toestemming te geven tot het bijwonen van de zaalvisites, mits de leerlingen een bewijs konden tonen van voldoende theoretische kennis. Deze voorwaarde werd wel degelijk gecontroleerd en meermalen werd een leerling die hierin te kort schoot, de verdere toegang ontzegd.

Ook in het sociale vlak vond integratie plaats doordat — met name na 1830 — Officieren van Gezondheid via het ballotagesysteem lid konden worden van het reeds besproken Genootschap VUF. Zowel actieve als corresponderende leden werden toegelaten. Tot de laatste categorie behoorde Officier van Gezondheid A.L. Mathijsen die in 1855 tot lid

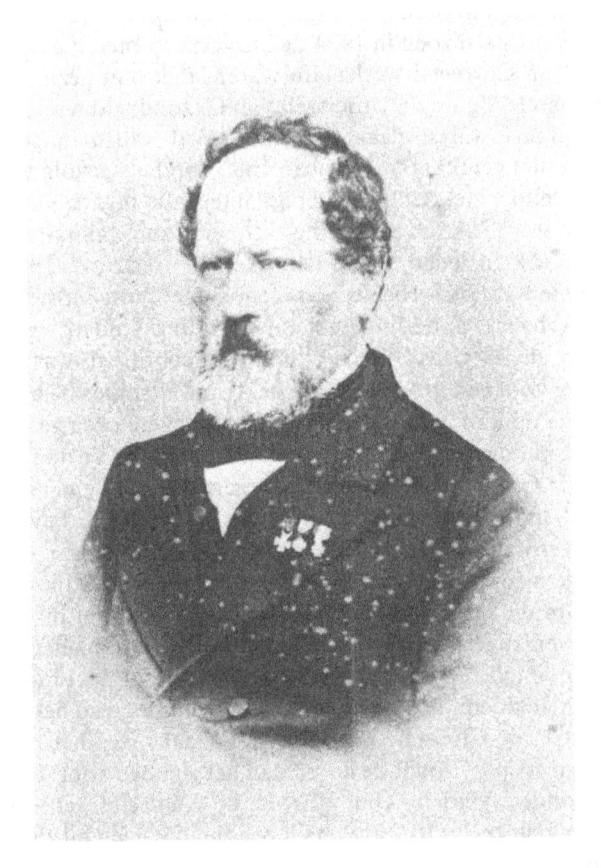

Officier van Gezondheid J.E. Müllemeister, hij beoefende later ook de burgerpraktijk. (Coll. A. Smit).

werd benoemd, nadat bij zijn brochure over het door hem ontwikkelde gipsverband aan het genootschap had toegezonden; introductie — hoe dan ook — bleef noodzakelijk. De actieve leden waren in Hoorn gelegerd en we noemen van hen in de eerste plaats Officier H. van den Berg, die na zijn toetreden in 1833 uitvoerige verhandelingen gaf over de behandeling van cholerapatiënten in het Huis van Correctie. Na zijn overplaatsing naar Nijmegen, werd zijn opvolger P.L. Jung eveneens lid van het genootschap; hij was degene die in de Infirmerie de leerlingen van de Clinische School begeleidde.

Ook de eerder genoemde Van Dommelen leverde met lezingen over anatomie en chirurgie regelmatig bijdragen in de vergadering van VUF. Na overplaatsing naar Den Helder verscheen in 1857 van zijn hand:

"Geschiedenis der Militaire Geneeskundige Dienst in Nederland met inbegrip van die zijner zeemacht en overzeesche bezittingen vanaf de vroegste tijd tot op heden".

Komen we tot slot nog terug op de verhouding tussen het stadsbestuur en de Infirmerie, dan kunnen we constateren dat deze gebaseerd was op overwegingen van kosten en baten, zoals ook uit het volgende moge blijken. De in het buitenland gepropageerde gedachte over de positieve invloed van sport en algemene lichaamsbeweging op de lichamelijke en geestelijke conditie van de mens, had in het midden van de negentiende eeuw ook in Nederland het oprichten van zwem- en gymnastiekscholen tot gevolg. In 1843 ontving het stadsbestuur een verzoek van de militaire autoriteiten in Den Haag om in de stad een zwemschool op te richten. Het stadsbestuur hield zich afzijdig en merkte slechts op dat de kom van de Zuiderzee nabij de Oosterpoort geschikt zou zijn. Toen het Departement van Oorlog twee jaar later hierop terug kwam en met het toezenden van reglementen en beschrijvingen van de Haagse Zwemschool aanmaande tot oprichten van een dergelijke inrichting, antwoordde Hoorn dat het geheel een militaire aangelegenheid was, dat de inwoners van de stad er geen gebruik van zouden maken en dat noodzakelijke verbouwingen aan de Infirmerie zeker voorrang behoefden. De consequentie van dit schrijven lag voor de hand. Met dankbetuiging voor de moeite, berichtte de Adjudant des Konings dat men in Den Haag af zag van plannen voor de zwemschool en men er daarbij van uitging dat Hoorn de zo dringende verbetering aan de Infirmerie zou aanbrengen.

In 1922 werd het garnizoen opgeheven en vertrokken de militairen van het 21ste Regiment Infanterie naar Amersfoort. De kazerne aan de Veemarkt kwam leeg te staan. Het gebouw van de Infirmerie aan de Vollerswaal viel in 1931 in slopershanden en op haar fundamenten werd een wasserij opgetrokken.

Samenvattend mogen we stellen dat de Infirmerie in de eerste helft van de negentiende eeuw de enige officiële instelling van ziekenzorg was en dat deze inrichting door de relatie met de Geneeskundige School van betekenis is geweest voor de gezondheidsvoorzieningen in de regio.

Het Sint Pietershof als dolhuis en gevangenis.

In 1617 werd binnen het Sint Pietershof aan het Dal door haakse aanbouw ten koste van de binnenplaats een tweede binnenhof gebouwd, dat de naam van "Vierkant" kreeg. Van buiten af was het toegankelijk vanuit de Mosterdsteeg. Dit Vierkant kreeg de speciale bestemming van tucht- en dolhuis. Het Sint Pietershof zelf mocht door de jaren heen een grote verscheidenheid aan bewoners kennen als de Tertitianen, afkomstig uit het Amsterdamse Pauwelsconvent (1459) die zich na 1463 meer en meer terugtrokken, waardoor hun plaatsen beschikbaar kwamen voor proveniers; dan waren er de lijders aan de pestziekte die tijdens epidemieën in de kloosterkerk verzorgd werden (1580); verder de bejaarde vrouwen die na sluiting van het Oude Vrouwenhuis aan de Wisselstraat over gingen naar het Sint Pietershof (1636); ten slotte verhuisden eveneens de bewoners van de leprozerie, meest ook bejaarde proveniers, naar het Dal (1662).

Vanuit de gemeenschap schijnt er destijds wel behoefte te zijn geweest om onnozelen en krankzinnigen te isoleren, want in 1611 werd aan de vroedschap een verzoek gedaan om door de stad een bede te houden voor het bouwen van "huysinghe" voor krankzinnigen. Dit verzoek werd toen afgewezen, maar enkele jaren later besloten de burgemeesteren dat er toch een tucht- en dolhuis moest komen. De bestaande godshuizen zouden daartoe naar vermogen moeten bijdragen en de voogden ervan werden met enkele leden van de vroedschap verzocht "rond te gaan met de roode schotel" en "aenteeckeninge te doen van quantiteit die een yder contant of op dage zoude beloven en contribueren". Vanaf 1617 heeft het Vierkant gediend tot bewaarplaats van krankzinnigen en dronken lieden. Doorgaans verbleven er een zevental geestelijk gestoorden, terwijl de andere cellen door crimineel veroordeelden van andere aard werden bevolkt.

Eigenlijk was in die tijd de zwakzinnige en krankzinnige in het sociale beeld van de maatschappij ingepast en werd deze als zodanig geaccepteerd. De ernstiger gestoorde die zich niet kon handhaven stierf vroegtijdig een natuurlijke dood. Slechts wanneer de waanzin leidde tot een misdrijf, werden deze mensen voor het gerecht gebracht en tot opname in een dolhuis veroordeeld. Dergelijke gerechtelijke uitspraken vermeldde Abbing in zijn Kroniek. Toen in 1724 een zwakzinnig meisje brand veroorzaakte, besloot het stadsbestuur haar in het Vierkant te plaatsen. Dat zeker niet uit voorzorg werd gehandeld, blijkt uit het geval van de timmermansknecht Harmen (1760). Deze had al diverse malen tekenen van razernij getoond voordat hij het kind van zijn buurvrouw in haar aanwezigheid de keel doorsneed. Hij werd door een passerende varensgezel gevat en voor het gerecht geleid. Ook daar toonde hij verschijnselen

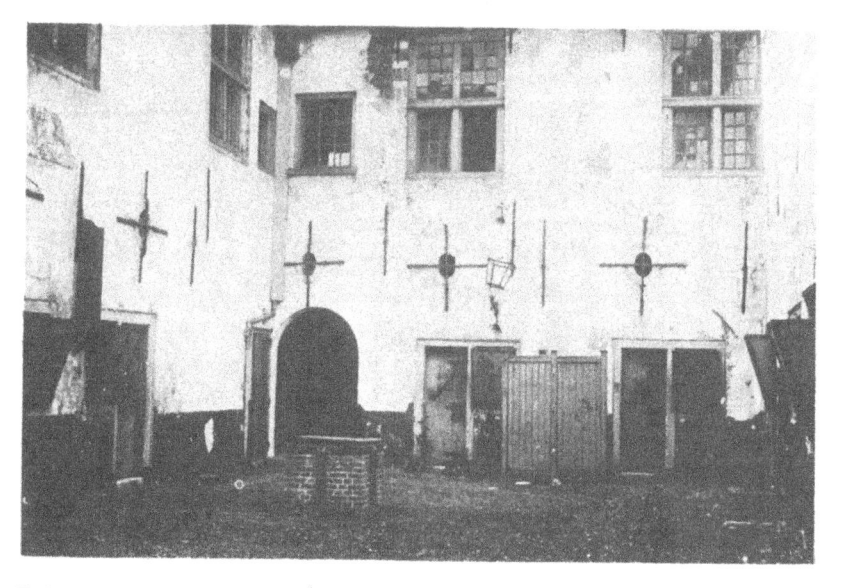

Dol- en tuchthuis, het Vierkant.

van krankzinnigheid en men veroordeelde hem tot levenslang verblijf in het Vierkant.

Er werd bij de veroordeling ook wel eens de doodstraf uitgesproken. Zo ging maaier Jan Pallant aan het Vierkant voorbij toen hij na de moord op vier mensen tot de galg werd veroordeeld. Zijn lijk werd door een barbiersjongen heimelijk van de galg gehaald en ten behoeve van de chirurgijns naar de "anatomie" gebracht.

Door de inventarisatie die in de Napoleontische tijd werd uitgevoerd om tot een meer centraal beheerde gezondheidszorg te komen, weten we toch nog het een en ander over de gang van zaken in het Vierkant. In een antwoord van de Commissarissen van het Sint Pietershof, gedateerd 1809 en gericht aan de burgemeester, zien we de aard van de bewoners en hun verzorging:

> "In dit Vierkant worden bij politieke dispositie van Ued. Gestr. of van Heeren Hoofd-Officier en Schepenen geplaatst, Personen, hetzij Mans of Vrouwen, die door krankzinnigheid of gebrek aan verstandelijke vermogens op zigzelve niet kunnen blijven, of in huishoudingen geheel niet pasen en meest verzekerd moeten zijn en als het ware opgesloten behoren te worden. Om der schadelijke en nadelige gevolgen wille ook zodanige Personen die door onmatig gebruik van drank lastig in de samenleving zijn en daardoor ook mede gevaarlijk, en deze plaatsing met geen ander doel dan om dezelven den drank af te gewennen en alzoo te verbeteren".

Het verblijf van de opgeslotene kostte het huis vijf stuivers per week. Dit onderhoud werd verkregen uit de opbrengsten van

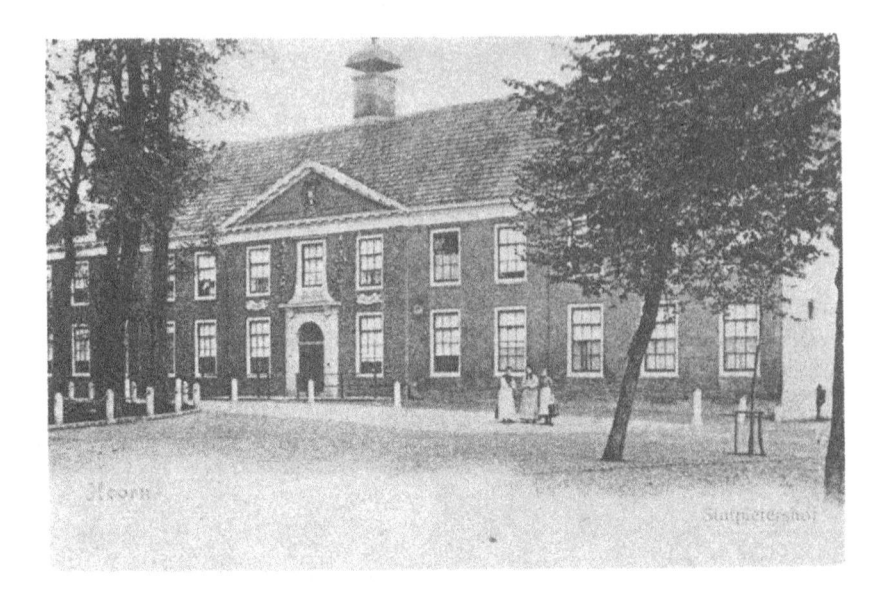

Het St Pietershof aan het Dal.

het kranen- en tappersgeld en van de belasting die ten behoeve van de armenkas werd geheven op de verkoop van vaste goederen. Bij ziekte vielen de bewoners van het Vierkant onder de voorzieningen van de stadsdoctor. Aanvankelijk had men tot zedelijke verbetering van de bewoners godsdienstoefeningen gehouden, dit werd nu nagelaten daar velen er niet voor vatbaar werden geacht. Van de oppasser werd verwacht dat hij de orde wist te handhaven en dat hij streng toezag op het binnenbrengen van sterke drank. De omstandigheden zullen weinig beter zijn geweest dan in 1700 toen de schafmeester die de voeding voor de proveniers op jaarbasis aannam uit deze som mede de bewoners van het Vierkant had te voeden:

> "De kranksinnige en andere miserabele Menschen in het Vierkant van deze Huyse tegenwoordig geplaatst sijnde sal de Dispensier van den afval der Tafel en voorts van andere gemeene spijse en drank voorzien, onder het onderhout der Proveniers sal het Vierkant soodanigh het selve tegenwoordigh is geconstitueert mede verstaen werden begrepen te sijn sonder dat daarvoor iets meerder sal werden gegeven".

Enige verbetering van het lot van de waanzinnige ging zich aftekenen in het begin van de 19de eeuw. Het begrip "ontoerekeningsvatbaar" kreeg vage contouren en er werden voorzichtige pogingen gedaan om de krankzinnige uit het strafrechtelijk kader te halen. Een zodanige opvang van deze mensen zou in het midden van de eeuw een feit worden. In 1814 werd het Vierkant uitgebreid en voor die tijd gemoderniseerd; galerij, bakkerij en zaadzolder werden daartoe verbouwd. In 1818 ontving het stadsbestuur een schrijven van Gedeputeerde Staten, waarin men om gegevens vroeg over de ter stede beschikbare plaatsen voor opsluiting en behandeling van krankzinnigen. Het bestuur antwoordde dat het locaal in het Sint Pietershof tot opsluiting en behandeling van krankzinnigen en andere vanwege wangedrag geplaatste personen, niet beantwoordde aan het doel, namelijk het genezen van krankzinnigen.

Ten aanzien van vragen in verband met de reorganisatie van het gevangeniswezen antwoordde het stedelijk bestuur dat het Sint Pietershof niet het eigendom was van het Rijk noch van de gemeente, maar van crediteuren en dat, zo men het als gevangenis zou moeten afstaan, daar een schadeloosstelling van f 13.000,- tegenover zou moeten staan.

Enkele jaren later werd van verschillende kanten actie ondernomen om tot verbetering van de leefsituatie van de geestelijk gestoorden te komen. De rechtbank van Hoorn wees op de onhoudbare toestand en de bekrompen plaatsing van de krankzinnigen samen met de voor wangedrag en dronkenschap veroordeelden. Ze verzocht verbetering van de inrichting ten behoeve van de menslievendheid en ter bevordering van de gezondheid en genezing van de gestoorden. Ook de publicaties in het wetenschappelijk Tijdschrift van VUF volgden deze tendens, zoals het artikel "Taferelen der broosheid van het menschelijk verstand of karaktertrekken; anecdoten en bijzonderheden der krankzinnigen die zich tegenwoordig bevinden in het Bethlems Hospitaal te Londen. Hélaas! Wat is de Mensch?" (1824). De "discussie" was op gang gebracht, maar daadwerkelijke verbeteringen zouden nog lang op zich laten wachten. Men kwam niet tot ingrijpende veranderingen zolang de door het Gouvernement ingestelde Commissie van Onderzoek op dit gebied nog geen rapport had uitgebracht. Doelde men hiermee op een door de Koning in 1822 ingestelde staatscommissie tot onderzoek naar "den waren staat der armen" — want ook de verzorging van krankzinnigen werd uit armenkassen bekostigd — of op de aan R. Scheerenberg gegeven opdracht (1824) om een plan op te stellen voor rijkskrankzinnigengestichten? In elk geval achtte men in 1825 de tijd niet rijp en de financiën niet toereikend om het Vierkant op eigen initiatief te wijzigen. Wel kwam meer en meer de geneeskundige, meestal de stadsgeneesheer, als deskundige een oordeel uitspreken over de betrokkene als zieke. Het is opmerkelijk dat toen ook de zogeheten menslievendheid ten aanzien van krankzinnigen in het taalgebruik tot uitdrukking begon te komen. Stadsgeneesheer Repelius gaf voortaan zijn verklaringen tot opname in het Vierkant af in bewoordingen van "plaatsing in het Gesticht van Weldadigheid voor Krankzinnigen alhier". De naam Vierkant werd daarmee verdrongen en ontkracht. Dat de verhouding tussen de medicus en de gerechtelijke macht wat moeizaam vorm kreeg, blijkt wel uit het verzoek aan de Officier van Justitie om ter voorkoming van misbruiken nog een tweede geloofwaardig persoon te benoemen voor afgifte van krankzinnigheidsverklaringen.

Ook binnen het Vierkant vonden veranderingen plaats. In 1825 werd een toeziener aangesteld. Deze Gerrit Olthuis verdiende als opzichter in "het Gesticht van Weldadigheid of Locaal ter opsluiting van Voorwerpen waaromtrent voorziening vereischt wordt" f 78,- per jaar met een toelage van f 25,- om zelf de attributen te bekostigen voor het schoonhouden van het gesticht. Hij hield er echter ook een rekeningenboekje van verkoop van koffie, thee en andere zaken op na; deze handel leverde hem nog wat extra's op.

Door diverse oorzaken, ondermeer de gespannen oorlogsverhouding in de zuidelijke Nederlanden, bleef de eerste aanzet tot verbetering zonder opmerkelijk resultaat. Nadat deze politieke kwestie was opgelost, begon men omstreeks 1838 op nieuw met de reorganisatie van de gezondheidszorg. Weer werd verlangd dat men uitvoerig rapporteerde over de voorzieningen voor zieken en krankzinnigen in Hoorn. De voorzitter van de Plaatselijke Geneeskundige Commissie, doctor T.A. Jorritsma, ging zelf het Vierkant inspecteren. Deze activiteiten van de regering waren gebaseerd op het inmiddels uitgebrachte rapport van J.C.L. Schroeder van der Kolk, in 1822 geneesheer te Hoorn en destijds ook lid van het genootschap VUF. Zijn rapport zou voor de verpleging van krankzinnigen in de toekomst van grote betekenis worden. Aan de hand hiervan werd in 1842 de Plaatselijke Commissie op de hoogte gebracht van de verplichtingen die de nieuwe wetgeving hen voorschreef ten aanzien van de voorzieningen die men voor de patiënten in het Vierkant zou moeten treffen[1]. Het ligt voor de hand dat het Vierkant met de situatie uit 1814 in alle opzichten te kort schoot en het lid van de Plaatselijke Commissie, die de taak had de Inspecteur van het Rijk op diens rondgang te begeleiden zal wel gelukkig zijn geweest met het besluit dat er een provinciale inrichting tot verpleging van krankzinnigen tot stand moest komen. De openstelling van dit internaat "Meerenberg" te Santpoort in 1848, had tot gevolg dat het Vierkant voor geestelijk gestoorden werd gesloten. De toen nog resterende bewoners behoorden tot de door de rechtbank veroordeelde criminele gevangenen. Ook deze groepering kreeg — mede door het werk van het "Nederlandsch Genootschap tot zedelijke verbetering van Gevangenen", waarvan in Hoorn een afdeling bestond — meer en meer aandacht. Het genootschap VUF toonde zich op dit terein eveneens actief door in haar Tijdschrift een artikel op te nemen getiteld "Over den invloed van het afzonderingsstelsel

---

1. Wet houdende bepalingen omtrent de Gestichten voor Krankzinnigen en de wijze hunner opneming en ontslag uit deselve van 29e mei 1841.

of dat der eenzame opsluiting op de sterfte, de gezondheidstoestand en het geestelijk vermogen der gevangenen".

Voor het stadsbestuur kwamen met deze veranderingen vooral financiële belangen naar voren. In 1846 sloot het bestuur van het St Pietershof met het Rijk een overeenkomst, waarbij men voor verhuur van dit "Huis van Arrest" jaarlijks f 300,- van de Staat zou innen. Vervolgens kwamen op de begroting van het Rijk gelden beschikbaar om de grond en eigendommen van het Vierkant over te nemen. Deze toenadering deed de regenten van het St Pietershof stelling nemen. Zij hadden sinds 1815 nooit huur ontvangen voor de 25 kamers, die ten behoeve van juridische vonnissen beschikbaar waren gesteld voor krankzinnigen en gevangenen. Hun berekening over 31 jaar tegen een prijs van 30 cent per week beliep een te goed van f 12.000,-. Met machtiging van het stadsbestuur bood men nu deze vereffening aan in ruil voor de gebouwen. In die tijd werden de financiële zaken van het tehuis behartigd door de zeer deskundige onderhandelaar Jhr Mr P. van Akerlaken. En hij had succes, want men was ruimschoots tevreden met een tegemoetkoming door het Rijk van f 7000,-. Er werd speciaal vermeld, dat daarbij ook de "Inrichting tot uitdeling van warme spijzen" was inbegrepen. Toen omstreeks 1800 bij de reorganisatie de proveniers niet meer "aan de grote tafel" gemeenschappelijk vanuit de keuken bediend werden, maar in hun woninkjes zelf voor de maaltijden moesten zorgen, werd de keuken benut voor de uitdeling van voeding in de winter maanden door de "Commissie tot uitdeling van warme en voedzame spijzen". Dit voedsel voor de behoeftigen moest op de minst kostbare wijze worden klaargemaakt en we mogen aannemen dat ook de bewoners van het Vierkant daarvan voorzien werden.

Na de genoemde financiële transactie werd het Vierkant min of meer een militaire gevangenis, doordat men er de soldaten uit de nabij gelegen kazerne in plaatste. De veroordeelde burgers werden naar het vroegere Bedelaarsgesticht — de later bekend geworden "krententuin" — verwezen.

Nadat het hoorns garnizoen naar Amersfoort was overgeplaatst, werd in 1926 de verbouwing van het gebouw doorgezet. Men sloopte het Vierkant ten behoeve van een aantal koophuisjes voor bejaarden. Na een recentelijke renovatie biedt het St Pietershof nog steeds woongelegenheid aan bejaarden, waarbij het karakteristieke van het gebouw uit het verleden op een bijzondere wijze in de moderne bejaardenzorg is geïntegreerd.

Geneeskundige en sociale voorzieningen ten behoeve van de armen.

De beginjaren van de 19de eeuw waren een toonbeeld van sociale en economische ontreddering. In West-Friesland droegen daartoe bij de misoogst van 1817, de ziekte van 1826 en natuurrampen als de watersnood van 1810.

Tijdens het bewind van de Bataafse Republiek beraadde het Bestuur van de Municipaliteit en enkele vooraanstaande hoornse burgers zich over het verlenen van hulp aan de behoeftige medemens. In 1801 werd een "Commissie tot uitdeling van warme en voedzame spijzen" samengesteld, die tot taak kreeg in de wintermaanden aan de behoeftigen voedsel uit te delen[1]. De gelden hiervoor werden verkregen uit jaarlijkse collecten en door middel van lijsten waarop mensen uit de gegoede stand voor een bepaald aantal porties konden intekenen. Bovendien kwamen opbrengsten van liefdadigheidsvoorstellingen van zang en toneel deze zogenaamde "soepcommissie" ten goede.

Toen echter het toenemend aantal bedelaars op schrikbarende wijze het stadsbeeld ging bepalen, werd op voorstel van het Departementale Bestuur een provisionele armencommissie in het leven geroepen, bestaande uit twee leden van de Raad en vier burgers. Deze commissie moest middelen vinden om bedelarij te voorkomen. De burgerij werd voorgehouden dat dagelijkse giften bij deze lieden de luiheid koesterden en hun ondeugden stimuleerden. Primair moest getracht worden hen werk te verschaffen. Daarnaast achtte men het verkieslijker om door een gereglementeerde vorm van bedeling deze miserabelen te steunen, dan hen als bedelaars met willekeurige gaven in het leven te houden. In elk geval moest het straatbeeld gezuiverd worden.

Van de geneeskundige hulp die in die periode aan de armen werd geboden, kunnen we stellen dat deze duidelijk geregeld stond in het reglement voor de stadsdoctor van 1796. De stadsgeneesheer diende geheel gratis de hulpbehoevende zieke op te zoeken of hem op een vaste tijd bij zich te ontvangen. Hij ontving hiervoor een vast tractement. Ook de leveranties van medicijnen waren voor de armen gratis, maar hiervoor gold het dat de daarvoor gereserveerde gelden zó beperkt waren, dat vooral in het najaar geen geneesmiddelen meer konden worden verstrekt. Verder bood nog het Genootschap ter Bevordering van Genees-, Heel- en

---

1a. T.R. Mulder. Inventaris van het archief van de Commissie tot uitdeling van warme en voedzame spijzen. A.W.G. Hoorn.

  b. Notificatie van de stad Hoorn wegens een Fonds ter versorginge van werkzaamheid aan werkeloze armen (1805). In: Klaas van Voorst Cronyck van Hoorn, Inv. Gonnet no 20-24, A.W.G. Hoorn.

91

Dankbetuiging van de "Soepcommissie".

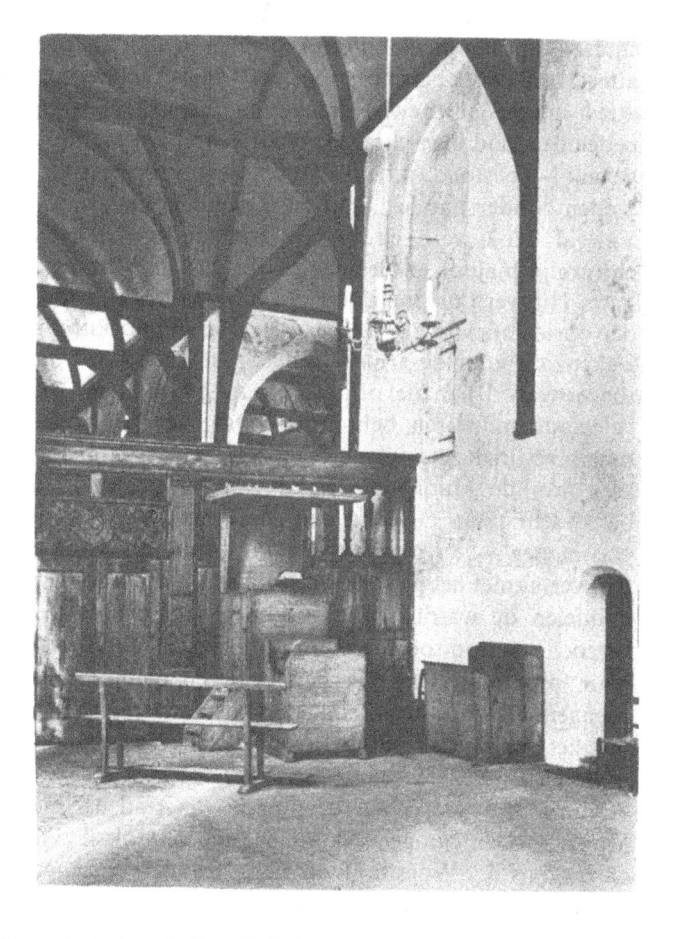

Interieur van de "Armenkerk" van de Noorderkerk.

Verloskunde, opgericht in 1805, gratis medische hulp tijdens haar wekelijkse zittingen voor minvermogenden.

Het stadsbestuur en het Kerkenarmenfonds van de Noorderkerk werkten op het terrein van de ziekenzorg voor de armen nauw samen. Bij de algemene bedeling die van de kerken uitging, waren de behoeftigen in een zeer afhankelijke positie, maar ook het stadsbestuur misbruikte wel de gewetensdwang. Dit was bijvoorbeeld het geval bij hun verzoek aan de voogden van het fonds om bedeelden tot het ondergaan van de pokken-vaccinatie te verplichten.

Daar waar dit mogelijk was, schreef het stadsbestuur de verzorging van de armen als een vanzelfsprekendheid af ten laste van de kerken en declareerde zij diverse kosten die op de armenbediening betrekking hadden bij het Kerkenarmenfonds. Om misbruik van de voorzieningen te voorkomen, regelde men in 1808 met de kerkenarmenvoogden, dat de stadsdoctor aan niemand meer medicijnen mocht voorschrijven, die geen attest had van de armbestuurders van kerkelijke genootschappen. Dit attest moest als bewijs dienen dat de betrokken persoon als vaste bedeelde stond ingeschreven. Waar echter periculum in moras — levens-gevaar — bestond, mocht de doctor voor de eerste maal komend, hulp bieden zonder dat het bewijsstuk werd getoond.

Van af 1802 werd de functie van stadsgeneesheer bekleed door de chirurgijn-majoor en destijds hoofd van de Municipaliteit, I.F.G. Wel-man. Hij werd na zijn dood in 1806 opgevolgd door G.J. Repelius, een der oprichters van het Genees-, Heel- en Verloskundig Genootschap. De ziekenzorg voor de armen in de weeshuizen werd omstreeks 1800 vaak toevertrouwd aan de officieren van gezondheid, die tot de in Hoorn gelegerde militairen behoorden. Dat men de armenzorg ondanks de moeilijke financiële omstandigheden toch serieus aanpakte, blijkt uit een stuk van de Municipale Raad van 1813. Daarin stelde men dat de behandeling die de officieren van gezondheid — geattacheerd in de godshuizen — ter genezing van hoofdzeer onder de behoeftigen toepas-ten, veelal niet het gewenste effect had en dat door gebruik van scherpere middelen de wasdom van het haar voor altoos werd benomen. Men verzocht daarop toelating van een zeker persoon, die al gedurende enige jaren proefondervindelijk had bewezen complete genezing te weeg te brengen. De door hem berekende kosten waren twee maal zo hoog, maar met het oog op de resultaten voor de langere termijn, was men bereid dit te betalen.

Geruime tijd was echter de functie van stadsheelmeester vacant en de armen zouden van geneeskundige hulp verstoken zijn geweest als niet de chirurgijns L. Woesthoff en G.J. Rijnders belangeloos hun diensten hadden aangeboden. Als dank hiervoor ontvingen zij van het stadsbe-stuur in 1817 een douceur uit de gelden van de 10% opbrengst van spektakels en vertoningen die regelmatig ten bate van de algemene armenkas en van de soepcommissie werden gehouden.

Met de geneesmiddelen voorziening was het al even slecht gesteld. Het kwam herhaaldelijk voor, dat halverwege het jaar het beschikbare bedrag voor de medicijnen van de armen al verbruikt was; het extra geld kwam op tafel want: "Dit zal niet alleen voor de armen desastreus zijn, maar ook voor alle ingezetenen onheil met zich mee kunnen brengen". Een dergelijke uiting van vrees voor een epidemie kwam vaker voor. We mogen ook op grond van andere gegevens zelfs veronderstellen dat deze welwillende houding ten aanzien van de armen-ziekenzorg voor een deel hierop gebaseerd was en dat het belang van de eigen gezondheid de drijfveer kon worden tot sociaal handelen.

In 1812 werd van hogerhand voor de armlastige zwangere vrouwen — een groepering die wel in het bijzonder leed onder de behoeftige omstandigheden — een liefdadigheidsorganisatie in het leven geroepen. De burgemeesters in het Arrondissement Hoorn werden aangeschreven door de Sous-Prefect van het Departement van de Zuyderzee om — aansluitend op de ontwikkelingen in Frankrijk naar het Keizerlijk Decreet van 5 Mei 1810 — tot de oprichting van een Sociëteit van Moederlijke Weldadigheid te komen. De inschrijving stond open voor slechts duizend vrouwen uit het gehele keizerrijk. De in de maatschappij zo hoog staande vrouwe die zich deze inschrijving kon permitteren, diende daarvoor minstens 500 francs of een veelvoud ervan te betalen. In ruil daarvoor bood de Sociëteit aan haar leden de eervolle onderscheiding van het lidmaatschap met de daaraan verbonden invloed, aanzien, dankerkentenis der ongelukkigen en een door de Keizerin ondertekend brevet[2]. Deze vroeg-negentiende eeuwse vrouwenbeweging was perfect georganiseerd; zij liet slechts een drietal heren toe als adviseurs van het in Parijs gevestigde hoofdbestuur. De doelstelling van dit genootschap was arme moeders bij te staan tijdens het kraambed en nadien nog enige tijd tot steun te zijn. De hulp werd geconcretiseerd door middel van een luiermand, kraamkosten, enige onderstand en kleine giften. Om voor deze hulp in aanmerking te mogen komen, diende de zwangere vrouw een schriftelijk bewijs van haar huwelijk te tonen, een certificaat van behoeftigheid te bezitten en een getuigschrift te hebben van twee bevoegden, die verklaarden dat man en vrouw samenwoonden en dat het aantal gemelde kinderen juist was. Voorrang werd verleend aan vrouwen waarvan de man tijdens de zwangerschap was overleden; hierop volgend kwamen

---

2. Aan de dames, leden van de Maatschappij werd toegezegd, dat zij bij een Keizerlijk bezoek in de voorste rijen zouden komen te staan om een ontmoeting met de vorst te hebben. Klaas van Voorst (zie boven) vermeldt een dergelijke ontvangst in Breda (1810). In West Friesland is deze eer de dames niet te beurt gevallen.

vrouwen in aanmerking die zelf invalide waren en minstens twee jonge kinderen hadden. Uiteraard werden bij deze situaties overlijdensverklaring en bewijs van ziekte — afgegeven door de stadsdoctor — vereist. Door de hulp te aanvaarden verplichtte de vrouw zich tot het zelf zogen en tot het laten vaccineren van haar kind. Beide voorwaarden zullen zeker een gunstig effect hebben gehad op de in die tijd zo hoge zuigelingen- en kindersterfte.

In Enkhuizen kwam met de inschrijving van mevrouw J.C. van Loosen, gehuwd met S. Snouck, in 1811 een afdeling van het Genootschap tot stand[3].

In Hoorn vond de oprichting veel later — in 1828 — onder gewijzigde koninklijke voorwaarden plaats. Men wist zich gesteund door enige subsidie uit de stadskas en verkreeg daarnaast gelden uit legaten en van intekenlijsten van dames uit de gegoede stand. De oprichting van dit Genootschap van Moederlijke Weldadigheid in Hoorn, viel in een periode van schrijnend leed en zeer beperkte hulpmiddelen. De Dames Regentessen waren streng in hun normen, — maar zoals ook uit hun handelen in de kwestie met de Clinische School bleek — ethisch zuiver in hun beslissingen. Ze waren voor die tijd de maatschappelijk werkers in het veld van armoe'zaaiers.

De armenzorg binnen de weeshuizen en bejaarden — of proveniershuizen was eveneens op een minimum gebaseerd. De stadskas was verarmd en nieuw ingestelde belastingen zoals de acte van patent op het uitoefenen van een beroep, konden haar niet op peil brengen. Daarbij drukten de hoge levensmiddelenprijzen zó zwaar op de financiële administratie van de gestichten, dat in 1809 een inschrijving gehouden moest worden tot in standhouding van het burgerweeshuis. Ook het uitbesteden van kinderen bij werkbazen en landlieden was niet doeltreffend om uit de geldelijke zorgen te raken.

In deze uitzichtloze situatie werd door het stadsbestuur aan de armenzorg kostenbesparende maatregelen voorgeschreven. Om bij de gestichten van liefdadigheid en bij de soepkokerij van de bedeling met het meest nuttig effect beendergelei te bereiden, werd men verplicht voortaan gebruik te maken van de Papiniaanse pot (1818). In een speciale handleiding werd deze uitvinding van de fransman Papin beschreven en het gebruik ervan toegelicht en voorzien van een aantal recepten voor beenderensoep met koolbladeren. Het principe bestond hierin, dat de ketel onder hoge druk energiebesparend en steriliserend werkte[4]. Ook deed de overheid een

3. Reglement van het Genootschap van Moederlijke Weldadigheid te Enkhuizen, 8 september 1811, Inv. Gonnet Enkhuizen, Opbrg nr 1252, A.W.G. Hoorn.
4. Antoine Alexis Cadet de Veaux. Verhandeling over de geley der beenderen en derzelver gebruik in de algemeene en bijzondere voedselverschaffende huishoudkunde; vooral voor de zieken en behoeftigen. Isaak van Cleef, Den Haag 1805.

aanbeveling uitgaan om zowel in het belang van de armenadministratie als voor de gezondheid van de bewoners van de tehuizen, veelvuldig haring te eten.

Deze naweeën van de engelse oorlog, van het opheffen der VOC en van de Napoleontische periode, troffen heel Nederland en men had de bestrijding van de armoede danook nationaal aan te pakken.

De gebruikelijke opvang van vondelingen, wezen en verlaten kinderen in de daarvoor bestemde gestichten was niet meer toereikend. Particuliere initiatieven trachtten het lot van de armsten te verbeteren door hen werkgelegenheid te bieden. In Hoorn werd daartoe al in 1777 door de doopsgezinde predicant C. van Ris de "Vaderlandsche Maatschappij van Reederij en Koophandel der Liefde van 't Algemeen' opgericht. Men fabriceerde morskleden, zeildoek en kousen, stichtte een gratis armen-school en beheerde een behangselfabriek. Over het scheppen van werkgelegenheid voor bedeelden waren de meningen zeer verdeeld. Het stadsbestuur van Hoorn stond er wantrouwend tegenover omdat men — zoals ook elders het geval was — concurrentie van bestaande bedrijven vreesde[5].

Onder de genoemde omstandigheden werd het nationale werkgelegen-heids- en resocialisatieplan voor bedeelden door generaal J. van den Bosch met een oprechte inzet voor de zaak opgesteld, met een zeker apathisch enthousiasme in het land ontvangen.

In 1818 circuleerde onder de gegoede stand van Hoorn een intekenlijst om leden te werven voor de Maatschappij van Weldadigheid, die met het tot stand brengen van ontginnings- en landbouwkolonies in het oosten van het land een gecentraliseerde armenzorg wilde bedrijven. Drie jaar later kreeg het stadsbestuur het contract voorgelegd, waarop deze Maatschappij de zorg voor bedelaars, wezen en kinderen van armen met of zonder huisgezin, zou overnemen. De bijdrage die de stad in deze uitbesteding moest betalen, lag aanzienlijk lager dan de kosten van de zorg en besteding hier ter stede. Bovendien voorzag het reglement in een aantal "voordelige aanbiedingen". De uitbesteding kostte de stad f 40,- per jaar per persoon, waarbij een bepaald bedrag van het in de kolonie verdiende loon nog zou terugvloeien. Bij toezending van acht kinderen kon men drie bedelaars gratis toevoegen. De contracten werden voor een

---

5a. Mr J.T. Buys. Vrouwenbewegingen ten behoeve der armen. In: Praktische Volksalmanak 1857, A.C. Kruseman, Haarlem. Dit uitvoerig betoog hekelde de huisarbeid van de gegoede stand, al was dit voor liefdadige doeleinden bestemd; het vormde een te grote bedreiging en belemmering voor de vrije nijverheid.

b. Bij ondermeer de regentenfamilies was er wel degelijk een grote belangstelling voor de produkten van deze behangselfabriek. Haar roem spreekt nog uit de stukken die in het West-Fries museum worden bewaard.

Ook in de regentenkamer van het St Pietershof treft men nog het originele behang aan.

verblijf van zestien jaar gesloten, niet op naam van een bepaald persoon, maar ten aanzien van een bepaald aantal. De selectievoorschriften waren zodanig, dat alleen de tot werk geschikten in aanmerking kwamen; inwoners van proveniershuizen en de zeer jonge weeskinderen werden niet geaccepteerd en bleven ten laste van de stad.

Om nu de selectie voor bedelaars te centraliseren en volgens de regels te doen verlopen, werd het hoorns bedelaarsgesticht tot doorgangshuis bestemd. Alle opgevatte bedelaars van de noordelijke provinciën moesten eerst daarheen gezonden worden. De tot werk geschikten vertrokken met het nabij gemeerde Zwolsche Veer naar de strafkolonie "De Ommerschans", terwijl de zieke en invalide bedelaars in het gesticht achter bleven onder de verzorging van de stadsgeneesheer en de leerlingen van de clinische school.

De verzending van de weeskinderen en huiszittene armen naar de kolonies verliep aanvankelijk op vrijwillige basis. De regenten van de weeshuizen bleken echter weinig genegen te zijn om aan het verzoek tot opzending van hun kinderen te voldoen. Niettemin bouwden de organisatoren van de kolonistenmaatschappij met onverzettelijke ijver verder aan de pauperkolonies van landbouweenheden en gestichten. In het begin werden de wezen en vondelingen ingevoegd bij kolonisten gezinnen in Frederiksoord en Willemsoord. Maar in 1823 werd te Veenhuizen een speciaal kindergesticht gebouwd en daarmee kwam het plaatsingsaantal op vier duizend.

Het gevolg was uiteraard dat deze plaatsen gevuld moesten worden om het project te doen slagen. Niet alleen in Hoorn, maar ook elders bleek men op de spontane medewerking van weeshuisregenten niet algemeen te kunnen rekenen. De regering bepaalde toen dat de gemeente aan de godshuizen jaarlijks slechts f 30,- subsidie per kind mocht verstrekken. Men zou daardoor genoodzaakt zijn de kinderen volgens het contract op te zenden, tenzij het weeshuis geheel met eigen gelden beheerd kon worden. Zo kreeg Hoorn op 15 februari 1823 van Gedeputeerde Staten de verplichting opgelegd vijftig kinderen voor de Maatschappij van Weldadigheid af te leveren, op straffe van het inhouden van subsidie aan de stad. Wél werd nog een korting op het onderhoud geboden, wanneer men over een aantal jaren de bijdrage per kind vooruit betaalde. De leeftijd van de kinderen moest tussen de zes en zestien jaar liggen. Intensief overleg tussen de regenten en het stadsbestuur resulteerde in een schrijven aan Gedeputeerde Staten, waarin men meedeelde dat het Protestants Weeshuis in de gelukkige omstandigheid verkeerde zonder subsidie te kunnen voortbestaan; het Rooms Katholiek Weeshuis zou echter de steun van de stad wel behoeven. Onzeker over de uitleg die de overheid aan de financiële voorspiegeling van zaken zou geven en uit bezorgdheid over het lot van de kinderen, besloten de regenten van het Protestants

Weeshuis tot een inzameling bij de gegoede burgers. Met dit geld zou een exploitatie tekort voorlopig kunnen worden opgevangen. Het Rooms Katholiek Weeshuis volgde dit voorbeeld. Inmiddels waren met veel tegenwerking van de burgerij toch een gering aantal zogeheten verlaten kinderen van af het Houten Hoofd met het Zwolsche Veer naar Veenhuizen verscheept. Dit was de categorie kinderen die door ouders onverzorgd in de steek waren gelaten. Samen met kinderen van ongehuwde moeders die te vondeling waren gelegd of waren afgestaan, hadden ze het over het algemeen in de weeshuizen harder te verduren dan de werkelijke wezen.

De argumenten voor het eigen beheer van het weeshuis bleken inderdaad niet als voldoende door de Gouverneur erkend te zijn; hij eiste nu dwingend, ongeacht de welwillendheid van de burgers van de stad tot financiële steun, dat nog negentien kinderen uit de gestichten zouden worden verstuurd. Nadien gehoorzaamde men in deze affaire met leidelijk verzet en met de hoogst mogelijke tegenwerking. Er werden zelfs kinderen in het Protestants Weeshuis opgenomen die elders onvermijdelijk voor opzending in aanmerking kwamen. Een dertien jarige weesjongen werd in Hoorn geplaatst, terwijl hij in Haarlem — in weerwil van zijn "zeer zwakke en teringachtige gezondheid" — voor verzending op de lijst stond. De lichamelijke conditie was wel mede bepalend, want slechts kinderen die konden werken waren welkom; ook de leeftijdsgrens van zes jaar wijst daar op. In de kolonie werden ze in de spinschuren te werk gesteld. Vooral de oudere werkende kinderen waren echter ook juist voor het weeshuis een noodzakelijke bron van inkomsten. De voornoemde maatregelen hadden nu tot gevolg dat de stedelijke inrichtingen bleven zitten met kinderen die minder valide of jong waren en die als zodanig zwaar op het budget drukten.

De stedelijke administratie van Hoorn maakte jaarlijks aan de Maatschappij van Weldadigheid vaste bedragen over en er bestond een uitgebreide correspondentie over opname, ontslag, overlijden en desertie. Dit laatste gold vooral de bedelaars. Voor een deserteur moest men het volle jaar betalen of de betrokkene arresteren en terugzenden, danwel de plaats opvullen met een vervanger. Natuurlijk had men altijd een dergelijk persoon achter de hand en koos men voor de laatstgenoemde mogelijkheid.

De administraties klopten tot op de cent. Toen over 1833 een bijdrage van f 144,80^1/$_2$ was betaald in plaats van f 144,81^1/$_2$, kreeg men de aanzegging dat het te kort alsnog zou worden verrekend.

Het is interessant de Hoornse kroniekschrijver en tijdgenoot Klaas van Voorst over deze weeshuisaffaire aan het woord te laten.

"Volgens genomen Resolutiën, en die door onzen geëerbiedigden Koning waren goedgekeurd, moeten de kinderen van 6 tot 10 jaren oud, jongens en meysjes, uyt alle de Wees- en armenhuyzen genomen worden, en na de Nieuwe Volksplantingen in Overijsel, Drente en Vriesland worde gezonden, tenzij dat de Heeren Regenten van die Huyzen, in staat gesteld wierden, om die kinderen buyten beswaar van stadt of 't Landt te kunnen onderhouden, en daar waren de Heeren Regenten van 't Weeshuys alhier niet in staat toe, als geen inkomen genoeg hebbende (want al het geld en inkomstbrieven, waren door de Franse onder Napoleon weggenomen en na Vrankrijk gevoerdt, gelijk zij doe van alle kerken en Godshuyzen gedaan hebben), nu was dit allang bekendt dat 't geschieden zou, en vele burgers in deze stadt, en ook in andere steeden en dorpen gansch niet naar 't zin, nú egter de tijd daar zijnde (half september), dat dit geschiede zoude, is eerst op zondag den 11 dezer, in de Protestantsche Kerken bekend gemaakt, dat de twee volgende dagen door de Heeren Regenten van 't Weeshuys, nog eene proeve of poging zoude worden aangewendt, om dat te ontgaan om de kinderen weg te zenden, omdat veel burgers daar zo sterk tegen waren, omme dan bij wijze van intekening onder de Protestantsche gemeentes te bewerken, of daartoe ook genoeg kon opgebracht worden, dat die kinderen in 't Weeshuys konden blijven; (dit was ook in andere steeden met goed effect ook zo gedaan); ten dieneynde zijn de Heeren Regenten op Maandag en Dingsdag 12 en 13 deze aan alle Protestantsche burgerhuyzen rond gegaan om daartoe te laten intekenen; met dat gevolg, dat die kinderen in 't Huys konden blijven; — maar werd niet aangenomen; 't kwam te laat. Da most doen den 11 dezer (na mijn gedagten) in de kerken meteen gezeid wezen dat de onechte kinderen of die door haare ouders waren verlaten, volgens de Koninklijke Resolutie, daar niet inbegrepen waren, — als dat doe geschied was, hadden (zo mij dunkt) de burgers minder reden gehadt, om daarentegen op te komen, want nú zeiden eenige burgers, dat zij ingetekend hadden voor álle kinderen; geene uytgezonderd; en dit gaf op den 16 dito, vrijdag een heel oproer hier in de stadt; want eenige burgers stelden zich tegen deze wegvoering der kinderen zoodanig te weer bij 't Hooft, dat dit al geweldig hoog liep, waarom eenige gewapende Burgers en ook een Detachement Militairen daar na toe aangevoerd wierden, om dit oproer te doen bedaren, ondertusschen kwam er ook order, om de kinderen maar terug te nemen, en na de Weeshuyzen te doen gaan. Maar de volgende week: Donderdag 's morgens zijn deze kinderen met het Zwolsche Veerschip egter voortgestuurd, 4 uyt het Gereformeerde en 3 uyt het Roomsche Weeshuys; — en was wel goede voorzorg gebruikt in geval van tegenstand. In 't gereformeerde Weeshuys waren doe in 't geheel, 64 kinderen, waaronder waren 28 van tussen 6 en 16 jaren; en in 't Roomsch Weeshuys, die Regenten of eenige van de zelfve, wilden zich 12 en 13 september niet mee bemoeijen, om onder hare gemeente voor die Weeskinderen een omloop te doen voor intekening, en zouden die kinderen hebben laten vertrekken, maar hierdoor ontstond veel beweging onder de Roomsche gemeente, en dat moet in de nagt tussen den 12 en 13de al vrij hoog gelopen hebben, zoo dat door de voorn. regenten, 's morgens den 13de ook een inschrijving bij de leeden harer gemeente gepresenteerd is geworden, en 't geen ook genoeg en van effect zou geweest hebben; ware het niet te laat gekomen.

Dat oproer bij 't Hooft den 16 septem. voorgevallen, was zoo hoog opgenomen dat naderhandt nog verscheijdene burgers die haar wat sterk daarmee bemoeijt hadden, in arrest en opgesloten zijn geworden".

Treffend in tegenspraak met dit verslag was de propagandataal die geschreven werd in "De Star", de tijdschriftuitgave van de permanente

Commissie van de Maatschappij[6]. De volgende informatie over de uitgangspunten van de onderneming ontlenen we aan een in dat tijdschrift verschenen verhandeling van de vraag "Werkt eene Grondontginnende en Fabricerende Kolonisatie op de grote maatschappij weldadig terug?". Het antwoord op deze rhetorische vraag gaf aan dat toename van industrie en grondproductie de welvaart bevordert; verbetering van bestaan en zeden van de verarmde bevolkingsgroep werkt weldadig op de maatschappij voort; de ontginningen geven veredeling van de nationale landbouw en bieden een onafhankelijke bron van bestaan voor het volk; arbeid en zedelijke verheffing zal een meer beschaafd en werkzaam nageslacht geven; kortom, kolonisatie van de armlastigen is de beste bestrijding van de bedelarij en dit ontlast tevens de plaatselijke armenkassen en Godshuizen, waarbij ook de voordelen voor de stadsschatkist moeten worden gememoreerd. Dit alles zou resulteren in een toekomstige gezonde arbeidende klasse. Tot slot wenste men tegenstanders van deze gedachte welgemeend gezondere hersenen en een reiner hart toe.

Deze geest van de eeuw tekende zich in het eerste kwartaal van die periode af als een donker silhouet aan de haven van Hoorn, waar weeskinderen en bedelaars verscheept werden naar de Kolonies van Weldadigheid.

6. Verhandeling over de Vraag: Werkt eene Grond-ontginnende en Fabricerende Kolonisatie op de groote Maatschappij weldadig terug? en zo ja, hoe doet zij dit? In: De Star, Tijdschrift uitgegeven vanwege de Permanente Commissie der Maatschappij van Weldadigheid. No VI 1820.

Over de cholera en haar bestrijders.

De kranke zucht en de arme schreit.
De mart'ling en 't gebrek vermeeren.
Wij bidden in den naam des Heeren:
Verhoort de stem der menschelijkheid!
Helpt, geeft, wie helpen kan en geven!
Geen oor verstopt! geen hart versteend!
Al wat gij doet wordt aangeschreven.
En wat gij geeft wordt God geleend.

Dit gedicht van Tollens, gedrukt op een circulaire die in de vorige eeuw bij cholera-epidemieën werd verkocht om de slachtoffers te helpen, geeft een indruk van de ellende die deze ziekte met zich bracht. Het verloop van de cholera morbus, ook cholera epidemica of Aziatische braakloop genoemd, kon zó snel een fataal einde bereiken, dat men van de verhalen die daarover bekend zijn, mag aannemen dat vele ervan op waarheid berusten. Een treffende beschrijving van de situatie tijdens de cholera is die van het Parijs van 1832, waarbij feestgangers tijdens een gemaskerd bal door de cholera getroffen zijnde, onwel werden en men hen in feestkledij ten grave droeg. De cynische kanttekening "dat ze begraven werden zoals ze hadden geleefd" wordt aan Heinrich Heine toegeschreven.

Hoorn kende in de vorige eeuw viermaal deze alarmsituatie, namelijk in 1832, 1848, 1854 en in 1866. Zeker bij de eerste drie epidemieën had men geen kennis van de werkelijke oorzaak van de ziekte. Wel wist men dat de cholera vooral de armen trof, die slecht gevoed waren en waar hygiëne in de levensomstandigheden ver te zoeken was. Maar men realiseerde zich heel wel, dat de gegoede stand door de ziekte niet zonder meer gepasseerd werd. De therapieën waren slechts op de verschijnselen gericht en daarmee ging de ziekteverwekker — die zich volgens de toen geldende miasma-theorie in de vervuilde lucht bevond — vrij-uit.

In Nederland werden tijdens de epidemie van 1866, 31.605 personen door de cholera getroffen en het sterftepercentage was daarbij 60%. Bestrijding bleek amper mogelijk en het is niet verwonderlijk dat de overheid zeer attent was om de ziekte met alle mogelijke middelen te bestrijden en voorzorgsmaatregelen voorschreef. Maar het is ook duidelijk dat, als men de oorzaak niet kent, de voorschriften tot preventie heel verschillend van aard en veelvuldig zullen zijn. De door de overheid opgelegde maatregelen werden meestal als provinciale disposities ter kennis gebracht van de Plaatselijke Geneeskundige Commissies of van de comité's die speciaal tot het weren en bestrijden van de cholera werden opgericht.

In 1830 heerste de cholera op verscheidene plaatsen in Europa. In de havensteden werden de quarantaine voorschriften voor de schepen verscherpt en nauwlettend opgevolgd. Ook Hoorn ontving van de Provinciale Geneeskundige Commissie opdracht om binnenkomende schepen volgens een bepaalde vragenlijst te visiteren. Er moest aantekening gehouden worden van de herkomst der schepen, van de lading en van eventuele zieken of doden tijdens de reis. Was de herkomst of de gezondheidstoestand van de bemanning twijfelachtig, dan moest het schip bij de visitatie berookt worden met zoutzure dampen. De stadschirurgijn Lucas Woesthoff werd opgedragen deze berokingen te doen. Hij behoorde daarbij volgens voorschrift gekleed te zijn in slechts het onderste ondergoed met daarover een linnen rok; ook moest hij bij voorkeur bij aflandige wind het schip benaderen. De vragenlijst werd dan ingevuld en de conditie van de bemanning werd beoordeeld door hen enkele malen over het dek heen en weer te laten lopen, zodat de inspecteur een indruk kreeg van hun vitaliteit. Deze quarantaine voorschriften dateerden uit 1805 en waren dus al tijdens de Bataafse Republiek opgesteld. Later werd aan Woesthoff voor zijn aandeel in de cholerabestrijding een zilveren tabaksdoos geschonken.

Een andere voorzorg bestond uit het bevoorraden van de apothekers met de voorgeschreven anti-choleramiddelen zoals spasmolytica, die de darmen rust gaven, en het ontsmettende chloorkalk. De apothekers werden extra gecontroleerd of ze deze stoffen in hun winkel hadden. Die contrôle was wel nodig, want de apotheker was er totaal niet op gesteld deze investeringen te moeten doen zonder de garantie te hebben de middelen te kunnen verkopen.

In de meeste steden werd bij een dreiging van de epidemie een choleracommissie ingesteld; zo ook in Hoorn. Aan het hoofd stond de heer P. van Akerlaken, samen met de medische leden A.P. Kuys, T.A. Jorritsma en G.J. Rijnders. Men besloot een ziekenzaal voor minvermogenden in te richten en aan de wijkmeesters werd opgedragen contrôle uit te oefenen op de hygiëne in de woningen van de armen, op het rein houden der straten en op de afvoer van vuil. Bovendien werd overleg gevoerd om te komen tot een speciale begraafplaats buiten de stad voor eventuele cholerasterfgevallen, ongeacht hun rang of stand.

Aan de Binnenluyendijk werd het huis van de West-Indische Compagnie tot ziekenzaal ingericht, geheel overeenkomstig de voorschriften uit het door de overheid aanbevolen werkje "Aanwijzingen om aan cholerazieken eene dagelijkse en doelmatige hulp te geven". De Gouverneur had dringend verzocht om bij het inrichten van dergelijke noodhospitalen niet in de eerste plaats scholen te vorderen. Ter preventie werden verder door de cholera-commissie enkele voorschriften ter kennis van de bevolking gebracht zoals het verbod op strandvonderij, het verbod van opslag van beenderen die nog met vlees zijn bezet, een voor de hoornse gemeenschap ingrijpend verbod op het houden van de kermis en een waarschuwing tegen het eten van onrijpe kruisbessen. Bij deze waarschuwing die ook op

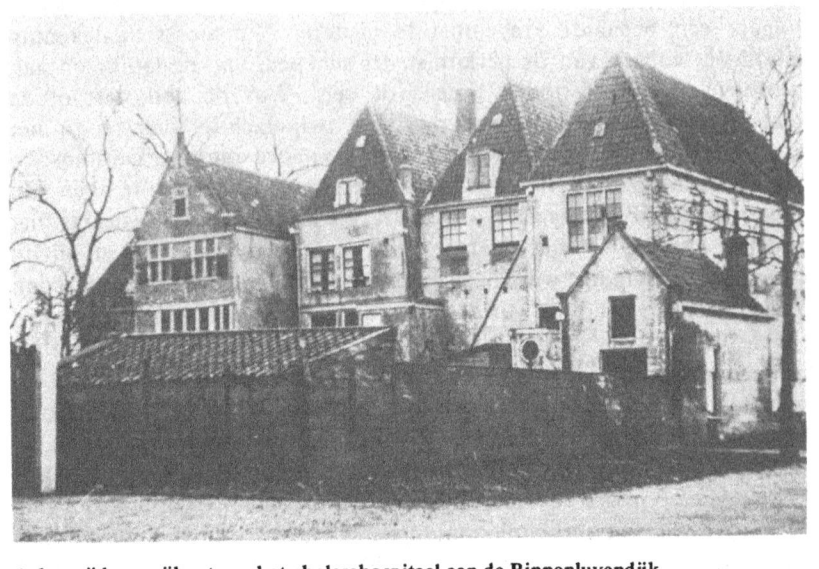

Achterzijde en zijkant van het cholerahospitaal aan de Binnenluyendijk.

ander onrijp fruit betrekking had, ging men ervan uit dat de ingewanden niet geprikkeld mochten worden. We moeten ons realiseren dat deze maatregel wel degelijk preventief werkte, maar dan langs een geheel andere weg. In de verspreiding van de cholerabacil uit faecaliën en mest, vormden de vliegen op het fruit een belangrijke schakel bij de overbrenging, zodat genoemde maatregel zeker doeltreffend kon zijn. Ten slotte rondde de choleracommissie haar werk af met een rapport over haar activiteiten, dat gezonden werd naar de Plaatselijke Commissie, naar alle geneeskunstbeoefenaars, naar het genootschap VUF en naar de politie, die contrôle had uit te oefenen op de reinheid van de openbare plaatsen in de stad.

In de zomer van 1832 bereikte de choleraziekte Nederland. Een Scheveningse visser was besmet en weldra kende de vissersplaats 600 zieken. Hoorn had zich goed voorbereid; de kosten hadden de post van onvoorziene uitgaven overschreden, maar liefdegaven vulden de behoefte aan. Het cholerahuis werd officiëel door geneesheer Jorritsma geopend in aanwezigheid van het stedelijk bestuur en de politie. De oppassers werden als paraat aangetekend en in de periode van 12 tot 18 augustus 1833 werden door hen een tiental cholerapatiënten verpleegd. Op verzoek van de Gouverneur bracht Jorritsma in zijn functie van voorzitter van de Plaatselijke Geneeskundige Commissie verslag uit over het verloop van de ziekte, het opnamebeleid, de leeftijd en stand der patiënten en de toegepaste geneeswijze.

Tijdens de epidemie speelde het genootschap VUF een niet onbelangrijke rol op de achtergrond. Jorritsma had in de vergadering van het genootschap al voordat de ziekte in de stad uitbrak, een lezing gehouden over "De voorbehoedmiddelen tegen de cholera morbus welke boven en behalve de reeds van Gouvernementswege genomene, zouden kunnen worden aangewend". Verder ging het genootschap uitvoerig in op het reeds genoemde werkje van Dr. W.L.P. Kiehl uit Den Haag, getiteld "Aanwijzingen om aan cholerazieken eene dagelijkse en doelmatige hulp te verlenen" en in aanwezigheid van de leerlingen van de clinische school beproefde men het choleratoestel van Kiehl. De uitkomst was zodanig, dat men de stadsbouwmeester J. van der Horst inschakelde om het toestel na te bouwen.

Ook van andere therapieën kunnen we zeggen dat ze erop gericht waren de patiënt warm te houden; daarnaast had het toepassen van middelen die de darmen rust gaven en ontspanden op grote schaal plaats. De inzichten waren nog maar weinig veranderd van bijvoorbeeld de behandelingen die de bekende geneesheer Gerard van Swieten vijftig jaar eerder voorschreef aan de Staatse troepen en 's Landshospitalen in geval van cholera. Ook hij verbood het nuttigen van fruit, liet veel bouillon drinken en gaf een medicament waarvan men kon verwachten dat het de darmen rust gaf[1].

De gewone burger paste deze principes al uit voorzorg toe met een niet prikkelend diëet en met het dragen van een bepaald kledingstuk dat de veelzeggende naam "gezondheid" had. Het was een flanellen lap die rond de buik gedragen werd om het lichaam en speciaal de buik warm te houden. Verder hield men zich aan het algemeen advies veel te drinken mits de drank niet alcoholisch was.

Niet onvermeld mag blijven de bijzonder goede resultaten die de Officier van Gezondheid verkreeg bij de behandeling van de cholerapatiënten in het Huis van Correctie. Hij schreef zijn succes toe aan het feit dat hij naast de gebruikelijke middelen ook bloedzuigers toepaste. Het benutten van deze dieren ter ondersteuning van een therapie was bij militairen vrij algemeen. De grote voorstander van de bloedzuigers was de fransman Broussais en deze had in militaire kringen veel navolgers, zodat men zelfs van vampirisme sprak.

Ongeveer een jaar na het uitbreken van de cholera, gelastte de Gouverneur de opheffing van de noodhospitalen waar dit gewenst was, zoals in schoollocalen. De attributen moesten goed worden opgeslagen, zodat ze

---

1. Gerard Baron van Swieten. Korte beschrijving en geneeswijs der ziekten welke veelzins in de heirlegers voorkomen. Hendrik Gartman, Amsterdam 1780.

in geval van nood direct weer beschikbaar waren. Tegen dit voorschrift in werd in de gemeente Andijk in 1838 de cholera-inventaris openbaar verkocht[2]. Men had lang gewacht, maar toch bleek het te voorbarig want tien jaar later kwam de ziekte — hoewel in mindere mate — terug in het gewest.

De Gouverneur volstond met de gemeente te wijzen op de bepalingen van 1832. Het cholerahuis aan de rand van de stad werd weer in gereedheid gebracht en de inhoud van de opslagkisten geïnventariseerd en zonodig aangevuld. De burgemeester meende echter dat enkele localen van het Zeekantoor waarin toch ook de clinische school was ondergebracht, beter geschikt waren om de zieken te herbergen en het ziekenhuis aan de Binnenluyendijk hield op te bestaan. In de haven werd de quarantaine verscherpt en men schonk extra aandacht aan een brochure van de provincie waarin geadviseerd werd in geval van ziekte het toepassen van zwavel te beproeven.

Al was de epidemie beperkt, toch werd de vinger aan de pols gehouden en zoals ook elders gebeurde, ging men zich bezinnen op verbetering van hygiënische en sociale toestanden. Drinkwatervoorziening en woonsituatie werden onder de loupe genomen. Het stadsbestuur stelde een keur op, toepasselijk op het ontstaan van besmettelijke ziekten (1852). De dertien artikelen ervan hadden voornamelijk betrekking op de pokken en de cholera, waarbij artikel 6 de indirekte dwang aangaf die werd toegepast bij mensen van de bedeling:

"Zij die eenigen onderstand genieten, zullen zich aan de geneeskundige hulp niet mogen onttrekken op verbeurte van onderstand en verpleging".

Naast de angst voor ziekte en dood was ten tijde van de cholera-epidemie bovendien de vrees aanwezig dat men levend zou worden begraven. Deze vrees was niet geheel ongegrond; er waren voldoende gevallen bekend waarbij men de comateuze cholerapatiënt voortijdig naar het graf had gebracht. Het genootschap VUF behandelde dit probleem in haar kring met de lezing: "Onzekere en zekere kenmerken van de dood". Er waren zelfs venijnige prikapparaatjes in gebruik om zich van de dood van de patiënt te overtuigen. Een andere garantie hiertegen bood de nieuwe gemeenteverordening over het begraven. Daarmee werd de termijn na de dood waarbinnen men niet mocht begraven weer op 36 uur gebracht; voordien was die periode korter geweest bijvoorbeeld tijdens de 17de eeuwse pestepidemieën, omdat toen algemeen werd aangenomen dat men daarmee het besmettingsgevaar beperkte.

Inmiddels had men geleerd dat een te paniekerig vooruit lopen op een

---

2. Piet Kistemaker. Een verkoping in 1838 in Andijk, na een cholerabesmetting. Oud en Nieuw, bundel van het Historisch Genootschap "Oud West Friesland", 1979.

eventuele epidemie een ongunstig effect had op de bevolking en men volgde daarin de adviezen van medisch doctor B.F. Suerman neergeschreven in het boekje "Raadgevingen aan mijne medeburgers, bij het naderen van de cholera" (1832). Zijn belangrijkste advies was "Vreest de ziekte niet!" Hij besefte heel goed dat dit voor de armlastigen vrijwel het enige advies was dat ze konden opvolgen, want ten aanzien van zijn raad over voeding en woning schreef hij, dat het de armlastige en behoeftige mens helaas ontbrak aan middelen tot voorzorg. Dit was een meer reële zienswijze dan die, waarvan het corresponderende VUF-lid doctor Van Steenkiste getuigde. In zijn geschrift over de cholera-epidemie van 1866 verweet hij de armen gebrek aan zindelijkheid in hun krotwoningen.

Bij de epidemie van 1854 werden de voorbereidingen eveneens geruisloos getroffen. Ook de overheid hield zich op de achtergrond. De ziekenzaal in het Zeekantoor was gereed, de oppassers waren paraat en het zuiveringslocaal functioneerde, zonder dat er ruchtbaarheid aan werd gegeven. Bij het overlijden van de eerste patiënt, gaven de doktoren aan dat de oorzaak van de cholera gelegen was in een miasma, d.w.z. in de vervuilde lucht, want bacteriële ideeën waren hen nog vreemd[3]. De ziekte verliet de stad even geruisloos als ze was gekomen, zonder zich ernstig te hebben uitgebreid.

Ruim tien jaar later kondigde zich het cholera-rampjaar aan, de epidemie van 1866!

Voor Hoorn kwam de ziekte op een niet zo ongunstig moment. Een provinciale dispositie van 1862 had aangegeven dat de algemene gezondheidstoestand, gemeten naar het sterftecijfer zeer goed genoemd mocht worden. Hoorn werd als gunstig voorbeeld zelfs apart vermeld. Bovendien bereikte in 1866 de verbouwing van het Zeekantoor tot stadsziekenhuis haar voltooiing, zodat er direct bedden gereserveerd konden worden voor de choleralijders. Overigens reageerde men vrij laconiek op de dreigende ziekte en men dacht aanvankelijk dat het wel mee zou vallen. In de gemeenteraad legde de Heer P. Opperdoes Alewijn de vraag voor of het niet nuttig zou zijn uit voorzorg de behoeftigen een extra bedeling van soep te geven op kosten van de stadsbedelingskas, om hen een betere weerstand tegen de cholera te verschaffen. Het voorstel werd afgewezen. Hetzelfde raadslid wees vervolgens op de ongeoorloofde afwezigheid van de stadsdoctor; het resultaat was dat deze zich voortaan bij verblijf buiten de stad had te melden en hij moest bovendien zijn vervanging door een collega geregeld te hebben. In het nieuwe ziekenhuis waren bij voorrang enkele kamers gereed gemaakt.

De burgemeester vond dat de stad hiermee voldoende had gedaan en liet

---

3. De ziekteverwekker van de cholera, de vibrio cholerae, werd in 1883 door Robert Koch ontdekt.

de verdere voorzorg aan particulier initiatief over. Met het in werking stellen van de gemeentewet in 1851, was het eenvoudiger geworden contrôle uit te oefenen op situaties, die de openbare gezondheid betrof. De wijkmeesters gingen weer op pad om de hygiëne bij de armlastigen te controleren en hen op zindelijkheid te wijzen. Daar de quarantaine bepalingen nog uit 1805 dateerden, werd een aangepaste verordening voor het visiteren van de schepen goedgekeurd. En verder wachtte Hoorn af.

Allereerst werd in Rotterdam de cholera waargenomen bij een schippersvrouw. En zo snel als de verbreiding van de ziekte plaats vond, zo snel bracht zij in veel gevallen ook de slachtoffers naar de dood. Bij grote steden sprak men zelfs van straat-epidemieën in arbeiderswijken waar geen gezin was of de ziekte had het aangetast. Het branden van de pektonnen in de straten tegen vervuilde lucht, accentueerde het lugubere beeld van de begrafenissen. Ruim 30.000 cholerazieken werden geregistreerd en de epidemie kreeg 20.000 sterfgevallen op haar naam staan. De maatregelen die Hoorn had getroffen, bestonden ook nu weer uit verscherping van de quarantaine-voorschriften, het beschikbaar stellen van een ziekenlocaal met daarbij het openstellen van een zuiveringslocaal voor ontsmetting en een nauwkeurige contrôle op de naleving van voorschriften die verband hielden met de persoonlijke en algemene hygiëne.

De epidemie die op veel plaatsen in Nederland zo hevig woedde, deed Hoorn slechts oppervlakkig aan. De stad telde maar weinig zieken en er werden geen cholera-sterfgevallen gemeld.

Van Gildekas tot Ziekenfonds.

Met het opheffen van de gilden werd in 1798 een periode afgesloten, waarin naast het gecontroleerd uitoefenen van een ambacht ook een hechte band bestond tussen de vakbroeders op grond waarvan men in tijd van nood, ziekte of dood onderlinge steun kon verwachten.

Tijdens het bewind van de Bataafse Republiek werden de geldelijke fondsen met de bezittingen van het Hoorns chirurgijnsgilde St Cosmas en Damianus, alsook het chirurgijnsweduwefonds in beheer gegeven aan een speciale commissie bestaande uit de chirurgijns Lucas Woesthoff te Hoorn en Carel Lewis van Wognum.

Men zou nu kunnen verwachten dat de oude gildegebruiken zich zouden voortzetten binnen de nieuwe corporatie van geneeskundigen, die in 1805 werd opgericht onder de zinspreuk "Ter bevordering der Genees-, Heel- en Verloskunde, maar dat was niet het geval. We vinden daarentegen wel enkele gebruiken die naar het gilde verwijzen terug bij de in 1806 van hogerhand ingestelde "Plaatselijke Commissie van Geneeskundig Toevoorzigt". We denken daarbij niet zo zeer aan het opleidingssysteem van chirurgijn of apotheker, dat vrijwel op de oude voet voort ging — zij het dat de aanmelding van leerjongen nu bij de genoemde commissie moest

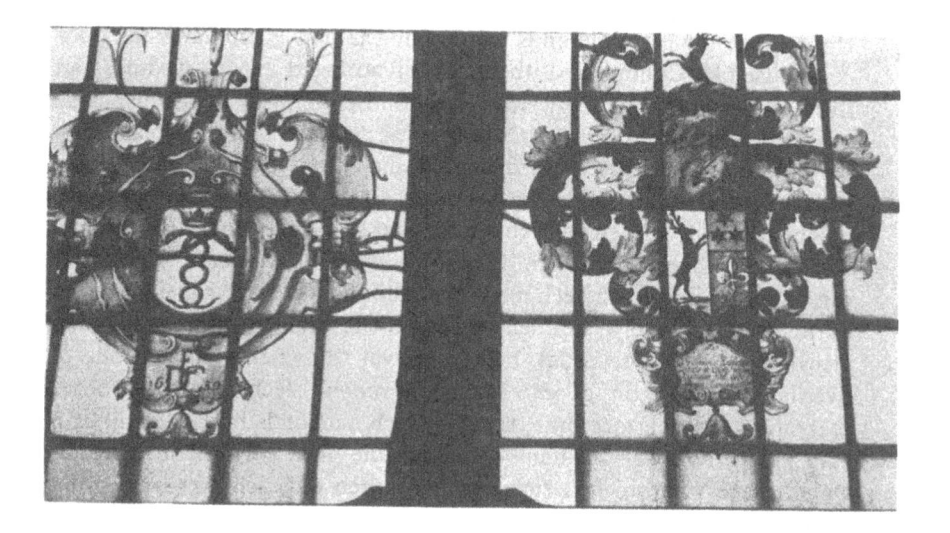

Raam in de Chirurgijnsgildekamer van het Stedelijk Waagmuseum in Enkhuizen. Links het Chirurgijnsgilde Enkhuizen, rechts D. Guilhelmus Masquerdus, Civitatis et Colleg. rerum Maritimar Med. Ord. Praeses Caemerae, 1639.

gebeuren. We doelen meer op situaties die de persoonlijke sociale status of de financiële zaken raakten. Werden voorheen de familiewapens in lood in de ramen van de chirurgijnskamer gezet (Enkhuizen) of op perkament afgetekend (Hoorn), zo stelde in 1814 chirurgijn J. Snoek voor om dit gebruik snel weer in ere te herstellen en de wapens van de leden van de Plaatselijke Commissie te laten tekenen en in te lijsten. Het voorstel vond gehoor, maar toen enkele jaren later de kosten ervan niet meer door de commissie werden betaald, ging het gebruik snel verloren.

Een andere gildeverplichting die altijd nauwlettend werd nageleefd, was het bewijzen van de laatste eer. Dit hield in het op plechtige wijze ten grave dragen van de overleden gildebroeder. Alle leden dienden daarbij naar rangorde aanwezig te zijn en eventueel een functie te vervullen als drager of anderzins. Het zich onttrekken aan deze plicht werd zwaar aangerekend en de boetes zien we als een zwarte noot onder "inkomsten" in het gildeboek aangetekend. Dit ritueel werd bij de Plaatselijke Geneeskundige Commissie pas in 1830 vervallen verklaard "daar de uitvoering ervan zwarigheden heeft ontmoet". Maar toen in 1842 de nestor onder de chirurgijns Lucas Woesthoff overleed, had zijn begrafenis toch nog het karakter van de gildetraditie. Alle geneesheren van de stad volgden de stoet, ze hoorden de plechtige toespraken aan en werden nadien door de familie van de overledene uitgenodigd. Het gildekasboek sluit met de post van f 17,-, uitgegeven aan het lijk van Lucas Woesthoff. Blijkbaar hield een schrijver voor hem de administratie van het gildefonds bij.

Uitkeringen uit het gildefonds werden nog jarenlang op aanvraag door de Plaatselijke Commissie uitbetaald, bijvoorbeeld aan de weduwe van Lucas Woesthoff. In 1820 werden gildefondsen bij provinciale dispositie officieel geliquideerd en ter beschikking gesteld van het plaatselijk bestuur; langs deze weg werden er nadien nog tot 1860 uitkeringen gedaan, want — zo stelde de dispositie — de revenuen van het fonds mochten benut worden tot het verstrekken van onderstand aan hulpbehoevende vroegere gildeleden of hun weduwen en kinderen. Het betrof een uitkering in geld en geen medische hulp. Er werd de vrijheid gegeven de fondsen in stand te houden en zelfs uit te breiden door middel van vrijwillige bijdragen, zodat men in geval van ziekte, ouderdom of overlijden steun kon geven. Maar dit mocht slechts de vakbroeder toekomen. En daarmee onderscheidde zich het fonds heel duidelijk van associatiën, ook wel "bussen" genoemd, die meer en meer in opkomst waren maar waarbij men zich kon aansluiten ongeacht het beroep dat men uitoefende.

Omstreeks 1830 reorganiseerden zich enkele gilden, nu corporatiën genaamd, in een richting waarbij het sociaal-steunend aspect weer naar voren kwam. De gereorganiseerde timmerlieden vroegen het stedelijk bestuur de timmermansknechtenbus in stand te houden en om een betere

exploitatie te krijgen, wilden ze bovendien het timmermansbazenbegrafenisfonds eraan toevoegen. Na overleg hierover verscheen nog in het zelfde jaar "Het Reglement voor de algemene onderlinge ziekenbus ten behoeve van ambachtslieden, dienstboden eñ den mindervermogende stand binnen de stad Hoorn, opgericht met voorkennis en goedkeuring van den Edelachtbare Heeren Burgemeesteren en Wethouderen dier stad"
Aan de deelnemers zou nu in geval van ziekte gratis geneeskundige hulp en vrij gebruik van medicijnen worden geboden. Venerische ziekten, heelkundige apparaten als breukbanden en ook verloskundige hulp vielen er buiten. De leeftijd van de deelnemers moest tussen de 12 en 60 jaar liggen. Men werd tot de mindervermogende stand gerekend bij een aanslag van de rijkspersonele belasting beneden f 30,- óf bij een inkomen onder de f 400,- per jaar. In twijfelgevallen zou de toelating afhankelijk worden gesteld van de zedelijke overtuiging der directie. Bij toetreden tot de bus moest een bewijs van gezondheid worden getoond en een bedrag van 25 cent worden ingelegd. De wekelijkse tarieven varieerden van 10 tot 27,5 cent al naar de burgerlijke staat en het aantal kinderen van het gezin. Vier directeuren beheerden het fonds en gingen regelingen aan met de geneesheren en apothekers. Om overlast te vermijden, moest de medische hulp op een bepaalde tijd en indien mogelijk ten huize van de geneesheer plaatsvinden. De wekelijkse gelden werden door een bode opgehaald; wanneer men de betaling niet kon opbrengen, was men die week van hulp uitgesloten. Bij nalatigheid in betaling over twee weken werd men als lid geschrapt en dat betekende dat men bij herinschrijving het entréegeld op nieuw moest betalen. Zo lagen de plannen, maar zij werden niet ten uitvoer gebracht. Dit buiten de Plaatselijke Commissie om opgestelde reglement deed heel wat stof opwaaien. De commissie wees doctoren op het kort voor dien gesloten onderlinge contract, waarin zij zich hadden verplicht geen patiënten te helpen, die bij één van hen in de schuld stonden. Men ging zich hierover beraden, waarbij chirurgijn J. Rentmeester een opmerkelijke rol ging spelen. Als stedelijk geneesheer had hij het contract niet getekend en hij waarschuwde zijn collega's nadrukkelijk dat vele nalatigen in betaling van de ziekenbus gebruik zouden gaan maken. Nu zou het merkwaardig zijn wanneer hij zich zorgen zou maken over een eventueel teruglopen van zijn armenpraktijk. Maar het was hem inmiddels gebleken, dat niet hij, doch heelmeester G.J. Rijnders door het stadsbestuur de aangewezen ziekenbusdokter zou worden. Men verzocht toen Rijnders het onderling contract van zijn kant op te zeggen teneinde geschillen met de Plaatselijke Commissie te voorkomen en hij de leden van de bus vrij uit zou kunnen bedienen. Op dat moment werden de plannen in Hoorn echter doorkruist, doordat landelijk gezien de ziekenfondsaffaire de aandacht van de overheid trok. In veel steden bleek het probleem van de ziekenbus aan de orde te zijn en daarom wenste in 1842

de Minister van Binnenlandse zaken — waaronder de gezondheidszorg toen viel — te worden ingelicht. De Provinciale Commissie van Geneeskundig Onderzoek en Toevoorzigt van Noord Holland stelde een enquête in en bracht rapport uit. Daaruit kwam onder andere naar voren, dat in een stad als Amsterdam 71 bussen bestonden waaraan 33 kunstbeoefenaren waren verbonden om geneeskundige hulp te bieden aan 52.771 leden. De busdokter had vaak meer dan duizend patiënten te verzorgen en was in enkele gevallen ook nog aan meerdere bussen verbonden waardoor hij vier à vijfduizend patiënten op zijn naam kon hebben staan. Van doeltreffende zorg kon dan moeilijk sprake zijn, niettegenstaande de fraaie benamingen waaronder de bussen opereerden: "Tot aller Heil", "De Goede Hoop", "Onderlinge Hulp en Troost der Zieken", het fonds "Na Lijden komt Verblijden" en het minder poëtische "Maatschappij van Voorzorg".

De uitkomst van de enquête bracht de problemen rond de ziekenbussen duidelijk aan het licht. Juist op een moment dat overleg nog steeds gaande was, kreeg de hoornse Plaatselijke Commissie in 1844 het rapport onder ogen. De commissie noemde het zinloos indien ziekenbussen gratis medische hulp aan mindervermogenden zouden geven. De geneesheren zouden overbelast raken en niet meer naar behoren betaald worden; ook de meer gegoeden zouden misbruik kunnen maken door misleidende gegevens te verstrekken; bovendien zou het ziekenbussysteem wel eens ongunstig kunnen uitwerken op het moreel van de geneesheer. Nalatigheid in het werk, vermindering in studie en aandacht, koelheid en wreveligheid in het gemoed en het beogen van geldelijk voordeel werden in dit verband genoemd. Ook de apotheker — zo vreesde men — zou minder attent te werk gaan. Wanneer het gemeentebestuur er toch toe zou overgaan een bus op te richten, dan adviseerde men de artikelen van het reglement als volgt te overwegen. Het aantal deelnemers zou tot twee honderd moeten worden beperkt; de dokter zou slechts aan één bus verbonden mogen zijn; alleen de minvermogende arbeidende klasse mocht deelnemen; het bestuur zou uit een niet gehonoreerd directorium moeten bestaan en de honoraria voor de doktoren zouden door de Plaatselijke Geneeskundige Commissie moeten worden geregeld. Het rapport had namelijk ook aan het licht gebracht, dat directeuren en secretarissen van de fondsen in sommige gevallen per deelnemend lid een honorarium ontvingen dat bijna gelijk was aan de vergoeding die de aangesloten geneesheer kreeg! Ook sprak men schande over de verteringen van dit college tijdens hun vergaderingen die zij veelal in wijnhuizen pleegden te houden.

De keerzijde van de enquête was, dat bestaande bussen zich snel trachtten te versterken door elders nieuwe afdelingen op te richten. De Haagse ziekenbus "Nuttig en Duurzaam" probeerde in Hoorn voet aan de grond te krijgen. De reglementen voegden echter niet met de ideeën van de Plaatselijke Commissie en er werd afwijzend beslist. Apotheker H. van Waesberge bleek wel de sterkste tegenstander te zijn. Met berekeningen onderschreef hij de nadelen van de bus en wist hij een vergadering van geneeskundigen en apothekers te beleggen, waarin zij zich — op een enkele uitzondering na — verbonden niet aan de bus deel te nemen. Naast deze associatiën of algemene ziekenbussen bleef het wel mogelijk ambachtsbussen tot onderlinge steun op te richten volgens het oude gilderecht. Zo ondervond de oprichting van de hoornse kaasdragersgildebus in 1847 minder problemen. Toch werd de apotheker J. van Buren Lensinck toen hij iets te veel interesse in de bus toonde door het stedelijk bestuur op de vingers getikt en op het onderling contract gewezen. De groeiende armoede en de situatie van de gezondheidsvoorzieningen in de stad waren echter zodanig, dat overtreding van voorschriften in de hand werd gewerkt. De allerarmsten hadden nog de verzorging op kosten van het kerkenarmenfonds en het budget van het stadsbestuur. Maar met de minvermogende arbeidende klasse ging het steeds verder bergafwaarts; deze mensen konden niet aankloppen bij de stadsdoctor of de bedeling. Om dokterskosten te besparen consulteerde men rechtstreeks de apotheker, bezocht men de kwakzalver of verviel men door verwaarlozing en verergering van de kwaal ten slotte tot de armlastige stand. Om tot een verbetering van deze onhoudbare toestand te komen, verzocht de Raad van Hoorn in 1859 de Plaatselijke Commissie een concept op te stellen voor een algemene ziekenbus voor de stad. Voorwaarde was dat men zonder subsidie uit de stadskas in de behoefte zou kunnen voorzien. Een speciale commissie van onderzoek stelde vast dat het noch voor de armlastigen noch voor de doctoren nuttig en gewenst zou zijn een dergelijk fonds in het leven te roepen. De geneesheren zouden met dit systeem of arm of slecht worden! Indien het stadsbestuur niettemin tóch zou overgaan tot oprichting van een bus, dan zou deze "algemeen" moeten zijn en zouden alle geneesheren en apothekers er deel aan moeten hebben. Men zag kennelijk de bui al hangen.

Uiteindelijk werd in 1864 — uitgaande van de Maatschappij tot Nut van het Algemeen — de ziekenbus opgericht[1]. Deze Maatschappij, die sinds de oprichting van haar afdeling te Hoorn in 1791, van grote betekenis geweest is voor de sociale ontwikkeling van de regio, had in 1863 al een Hulpbank tot stand gebracht om "nijvere minvermogende lieden door geldelijke voorschotten behulpzaam te zijn bij het aanvangen, uitoefenen en voortzetten van hun beroep". Nadien zette men zich in voor de

---

1. Notulen van de Maatschappij tot Nut van 't Algemeen. S.A.W. Hoorn.

oprichting van een ziekenbus. Toen de eerste commissie van onderzoek uit deze kring, bestaande uit de leden Ds H.E.J. van Hoorn, A.H. J. de Bordes, E. Korver en T. Kroon, het onderling oneens werden, stelde men onmiddellijk met kennis van zaken van een nieuwe commissie samen uit gelijkgezinde leden Ds H.E.J. van Hoorn, W.F. Booy, J. Vermande en J.H. Heule. Doctor De Bordes en apotheker Korver waren buiten spel gezet en de oprichting werd op deze manier geforceerd. Doctor M. Wijmans verbond zich aan het ziekenfonds en de al eerder genoemde apotheker H. van Waesberge, voorheen een fel tegenstander van de ziekenbus, nam nu de verzorging van de medicijnen voor het fonds in handen.

Slotwoord

Het heeft er alle schijn van dat naarmate de nieuwe eeuwwisseling nadert, niet alleen toekomstverwachtingen geactiveerd worden, maar tevens de blik terug naar de voorgaande eeuw zich verscherpt.

Wetenschappelijke werkgroepen bestuderen de maatschappelijke, politieke en economische aspecten van de samenleving uit die tijd, instituten geven gedenkboeken uit bij het honderd-jarig bestaan, briefkaart- en fotoverzamelingen van voor 1900 nemen in waarde toe en interviews met hoogbejaarden leggen de historie in overlevering vast.

Ook toename van het bezoekersaantal bij archieven voor genealogisch of locaal-historisch onderzoek en eveneens het groeiend aantal leden van regionaal geschiedkundige verenigingen zijn een aanwijzing voor een sterker historisch besef van de huidige generatie.

Het aanbieden van gegevens uit originele bronnen over de wijze waarop men in de voorgaande eeuw de zieke medemens benaderde, heeft niet alleen tot doel te informeren, maar kan daarnaast bijdragen tot een verdiepen van de interesse en kan een prikkel zijn tot verder onderzoek. De artikelen over de 19de eeuwse gezondheidszorg te Hoorn laten hiertoe voldoende ruimte over.

Literatuur

Abbing, C.A. Geschiedenis der Stad Hoorn. Gebr. Vermande, Hoorn, 1841.

Bax, C. Wetgeving voor de Genees-, heel-, vroed- en artsenijmengkunde in het Koningrijk der Nederlanden. Bohn, Haarlem, 1818.

Bosman-Jelgersma, H.A. Vijf eeuwen Delftse apothekers. Ronald Meesters, Amsterdam, 1979.

Dornickx, C.G.J. Een en ander over den militair geneeskundigen dienst hier te lande in het einde der 18de eeuw. N.T.v.G. 75[111], p. 4056, 1931.

Kloosterhuis, C.A. De bevolking van de vrije Koloniën der Maatschappij van Weldadigheid. De Walburg Pers, Zutphen, 1981.

Lieburg, M.J. van. Het medisch onderwijs te Rotterdam (1467-1967). Rodopi, Amsterdam, 1978.

Lindeboom, G.A. A classified Bibliography of the History of Dutch Medicine (1900-1974). Martinus Nijhoff, Den Haag, 1975.

Van der Mey-de Leur, A.P.M. Van Olie en Wijn, geschiedenis van verpleegkunde, geneeskunde en sociale zorg. Agon Elsevier, Amsterdam, 1982.

Planten, J.T.H. Van chirurgijn tot arts. De geneeskundige school te Hoorn en haar pupil Willem Klots Schardam. Med. Contact 35, p. 833, 1980.

Steendijk-Kuypers, J. De geneeskundige School te Hoorn (1825-1865). Tsch. Gesch. Geneesk. Natuurw. Techn. 3, p. 2, 1980.

Steendijk-Kuypers, J. De pokkenvaccinatie en de daarbij betrokken verdienstelijke geneesheren in West-Friesland. "Oud en Nieuw", bundel van het historisch genootschap Oud West Friesland, No 48, p. 12, 1980.

Steendijk-Kuypers, J. Het Bedelaarsgesticht, "Oud Hoorn". 3, p. 10, 1981.

Steendijk-Kuypers, J. Het Theatrum Anatomicum te Hoorn. "Oud Hoorn", 3, p. 53, 1981.

Steendijk-Kuypers, J. De hoornse geneeskundige genootschappen en hun ijver ten aanzien van de vaccinatie in de 19de eeuw. Tschr. Gesch. Geneesk. Natuurw. Wisk. Techn. 5, p. 105, 1982.

Stoeder, W. Geschiedenis der Pharmacie in Nederland (1891), Interbook International, Schiedam, 1974.

Querido, A. Godshuizen en Gasthuizen, De Tijdstroom, Lochem, 1974.

Wittop Koning, D.A. De oude Apotheek. Van Dishoeck, Bussum, 1966.

Archivalia

Gonnet, C.J. Inventaris van het Archief der Stad Enkhuizen, 1892.
No 26a, No 445, No 563, No 538. Archief Westfriese Gemeenten (A.W.G.) Hoorn.

Ordonnantiën en Reglement bevattende eene instellinge van een Collegium Medico-Pharmaceuticum, en waarna de apothecars binnen de Stad Enkhuizen zig zullen hebben te gedragen. 1786. A.W.G.

Geneeskundige verordeningen voor de Stad Enkhuizen, 1808. A.W.G.

Gonnet, C.J. Inventaris van het Archief der Stad Hoorn. Haarlem, 1918. A.W.G.

No 20-24, Klaas van Voorst. Vervolg op de Chronyck van Hoorn, 5 dln manuscript.

No 178, Resolutiën van de Municipaliteit (1795-1813).

No 187, Stukken betreffende het Comité van Algemeen Welzijn (1796-1801).

No 500-503, SS Cosmas en Damianus- of Chirurgijnsgilde.

No 847, Stukken betreffende het armenwezen.

No 962, 962a, Stukken betreffende het St Pietershof (1620-1813).

No 965, Resolutieboek van Commissarissen tot zaken van het Oude Mannen- en Vrouwenhuis.

Boon, P. Inventaris van het archief van het Kerkenarmenfonds te Hoorn. Hoorn 1978. Westfriese inventarisreeks No 2, A.W.G.

Blz. 36, 38, 42, 43, 44.

Notulen van de vergaderingen van de Raad van de stad Hoorn. (1815-1817). Gemeente archief Hoorn, No 1-9. A.W.G.

Notulen van de vergaderingen van Burgemeester en Wethouders van de stad Hoorn. (1815-1870). Gemeente archief Hoorn, No 142-194), A.W.G.

Notulen der Lectoren in de verschillende vakken der Geneeskundige School te Hoorn (1825-1849). Geneeskundige School. A.W.G.

Inventaris van de archieven van de geneeskundige genootschappen. A.W.G.

I   Notulen van het Genootschap onder de zinspreuk "Ter bevordering der Genees-, Heel- en Verloskunde". (1805-1818).

II Notulen van het Genootschap onder de zinspreuk "In Horto Salubria" (1812-1818).

III IV, Notulen van het Genees-, Heel-, Verlos-, Schei- en Natuurkundig Genootschap onder de zinsspreuk "Vis Unita Fortior".

Notulen van de Stedelijke Commissie van Geneeskundig Toevoorzigt (1805-1865). A.W.G.

Tijdschrift voor Genees-, Heel-, Verlos- en Scheikundige Wetenschappen, vanwege het Genootschap "Vis Unita Fortior" (1823-1844). 6 bnd. A.W.G.

Provinciaal Blad voor Noord Holland (1819-1870) A.W.G.

Baart de la Faille R.D. Inventaris der Archieven van het Geneeskundig Staatstoezicht (No 130-184). Rijksarchief, Haarlem.

Medisch Historische Wandeling Hoorn.

Vanaf NS station over de veemarkt linksaf. Dal no 9.

Na het St Pietershof links, Spoorstraat

St Pietershof, dolhuis, tuchthuis en proveniersbehuizing (1614-19de eeuw).

Oude toegangspoort St Pietershof, iets verder links Rozenhofje.

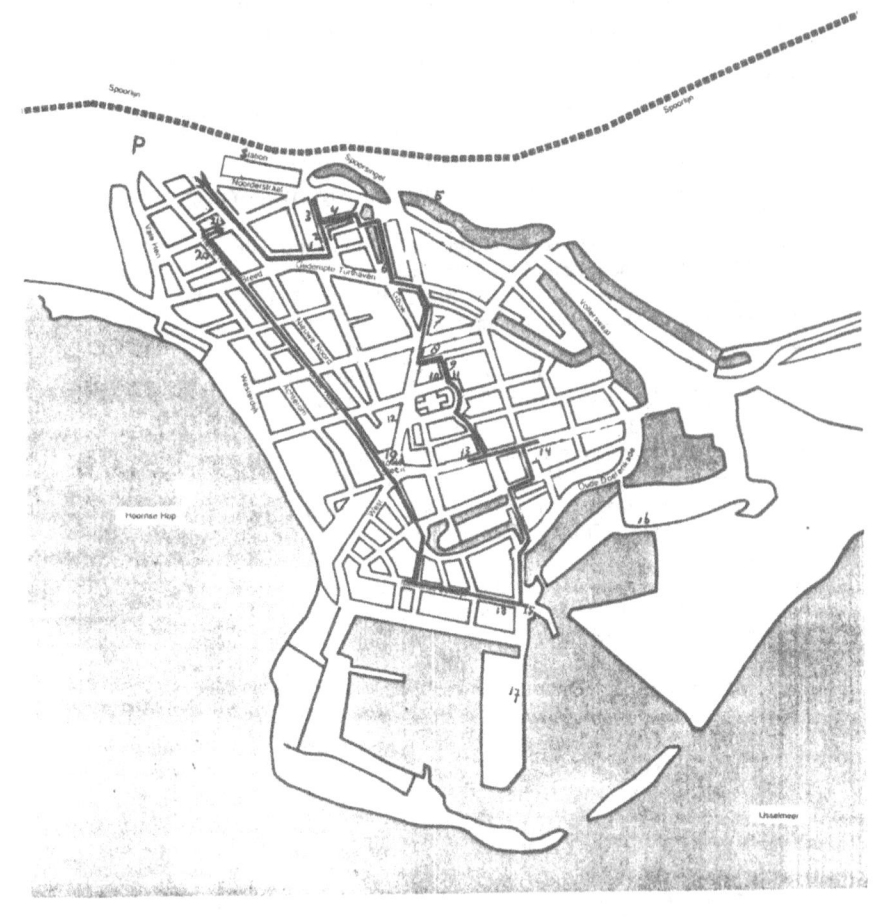

1 St Pietershof	8 V.O.C.-Huis	15 Hoofdtoren
2 Poortje St Pietershof	9 Binnenplaats Stads-	16 W.I.C.-Huis
3 Rozenhofje	ziekenhuis	17 Bedelaarsgesticht
4 Claes Stapelhofje	10 Poortje Oude Vrouwen-	18 Gevelsteen Synagoge
5 "De Villa"	huis	19 Roode Steen
6 Standbeeld med. dr T.	11 Toegang Stadsziekenhuis	20 Voorheen "De Groote
Velius	12 St Jansgasthuis	Gaper"
7 Burgerweeshuis	13 Foreestenhuis	21 Noorderkerk, "Armen-
	14 Oosterkerk	kerk

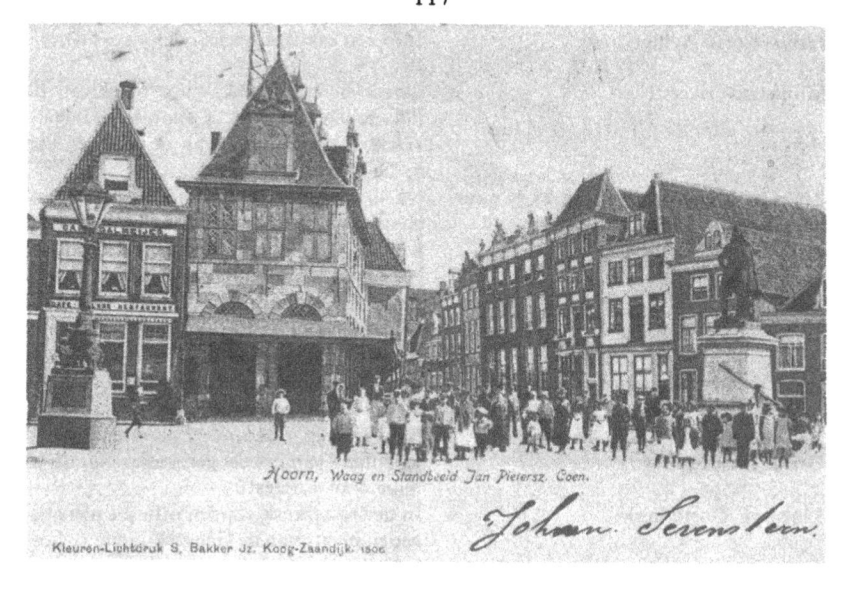

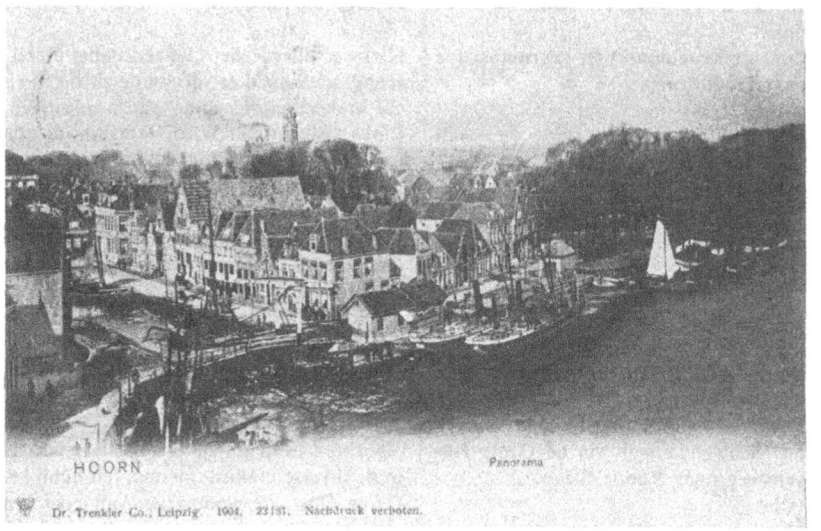

Roode Steen en havenbuurt, centra voor kwakzalvershandel.

Rechtsaf Munnickenveld	No 21 Claes Stapelhofje (1682); Poortje Latijnse School.
Over twee loopbruggetjes	Links zicht op de "Villa", omstreeks 1900 privé-kliniek.
Rechtsaf Nieuwland	Rechts op pleintje standbeeld stadsgenees-heer Velius (1572-1630).
Links Ged. Turfhaven en na 50 m	Protestants Burgerweeshuis (1574) waar in

rechts Korte Achterstraat	1674 een ernstige weeskinderenpassie heerste.
Muntstraat oversteken	Direct li. het V.O.C.-huis; zetel van de Plaatselijke Geneesk. Commissie (1806-1865) en vergaderzaal van de lectoren van de Geneeskundige School.
Links af Nieuwstraat en na 15 m door door poortje 1603, Wisselstraat	Na 40 m rechts door Kloosterpoort, "binnenplaats" van het voormalige Stadsziekenhuis. Het uitgangspoortje behoorde tot het Oude Vrouwenhuis (1616).
Kerkplein	Links het Admiraliteitspoortje, destijds toegang tot de geneeskundige school, later tot het Stadsziekenhuis.
Langs achterzijde van de kerk om	Rechts zicht op het St Jansgasthuis (1531), na 1577 vnl. proveniershuis.
Via Breestraat en Schoolsteeg naar Grote Oost	No 43 (even rechts af, Foreestenhuis, woonhuis van enkele generaties van de familie Van Foreest).
Links af, Oosterkerk	In de Oosterkerk vonden officiële plechtigheden plaats van de Geneeskundige School b.v. openingsrede en examenceremoniën. Hoofdtoren in zicht
Achter de kerk direct rechts, na 50 m links Over de Korenmarkt en Veermanskade naar Hoofdtoren	Hier vergaderde het Geneeskundig Gezelschap; men hield er vaccinatie-zittingen en gaf er heelkundige hulp aan armlastigen.
Het Houten Hoofd achter de toren	Links zicht op het W.I.C.-huis; dit diende in de 19de eeuw meermalen tot cholerahospitaal. Rechts het Bedelaarsgesticht (1817-1828), waar de selectie van de tot werk geschikte bedelaars plaats had. Dezen werden vanuit de haven verscheept met het Zwolsche Veer naar de Kolonies van Weldadigheid. In het gesticht verbleven destijds meer dan 1000 personen.
Rechts af, Italiaanse Zeedijk	No 122, gevelsteen als plaatsaanduiding van de vroegere Synagoge.
Rechts af door Pompsteeg, links over de Nieuwendam en via de Grote Havensteeg naar Roode Steen	Voorheen centrum van kwakzalvershandel in de diverse etablissementen (en nabij het Grote Oost, de woonstraat van doctoren en lectoren!).
Retour over Grote Noord en Kleine Noord	No 25, Plaats waar voorheen "De Groote Gaper" was gevestigd. Rechts de in restauratie zijnde Noorderkerk. Deze was een schakel in de 19de eeuwse sociale en geneeskundige zorg; de ingang van de zgn. "Armenkerk" vindt men aan de Veemarktzijde.

Naamlijst van personen.

Printed in the United States
By Bookmasters